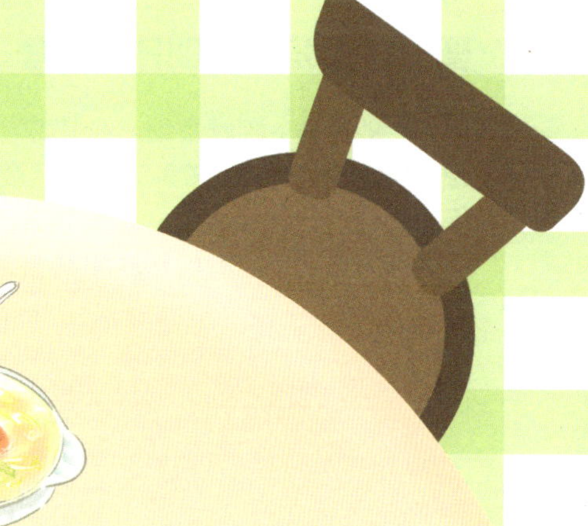

餐桌上的药膳

陈旸 主编

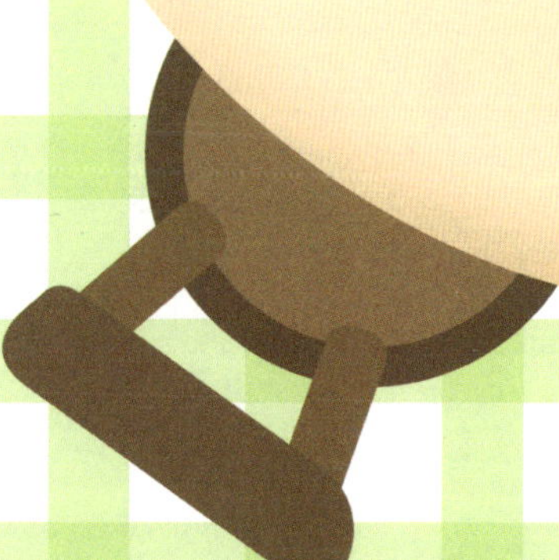

江苏凤凰科学技术出版社 · 南京

图书在版编目（CIP）数据

餐桌上的药膳 / 陈旸主编 . — 南京：江苏凤凰科学技术出版社，2025. 8. — ISBN 978-7-5713-5227-1

Ⅰ . R247.1

中国国家版本馆 CIP 数据核字第 2025N9M825 号

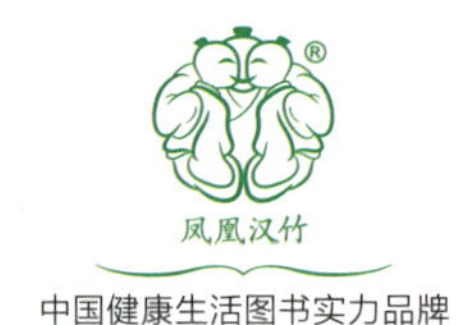

中国健康生活图书实力品牌

餐桌上的药膳

主　　编	陈　旸
全书设计	汉　竹
责任编辑	刘玉锋　王　超
特邀编辑	张　瑜　郭　搏　韩　祎　杨　梦
责任设计	蒋佳佳
责任校对	罗章莉
责任监制	刘文洋
出版发行	江苏凤凰科学技术出版社
出版社地址	南京市湖南路1号A楼，邮编：210009
出版社网址	http://www.pspress.cn
印　　刷	苏州工业园区美柯乐制版印务有限责任公司
开　　本	720 mm×1 000 mm　1/16
印　　张	11
字　　数	220 000
版　　次	2025年8月第1版
印　　次	2025年8月第1次印刷
标准书号	ISBN 978-7-5713-5227-1
定　　价	45.00元

图书如有印装质量问题，可向我社印务部调换。

导读

如何将身边的食材和中药一起搭配，做出滋补身体的药膳？

药膳怎么烹制，才能兼顾健康与美味？

想要疏肝理气，应该选择什么药膳？

不同季节、不同人群食用药膳有什么讲究？

……

本书精心挑选了上百道养生药膳，每道药膳都蕴含着深厚的中医养生智慧，旨在通过食物的自然属性，来帮助人体增强体质、预防疾病、促进健康。本书对每道药膳的食材选择、食疗功效以及制作步骤都进行了详细的介绍，即便是烹饪新手也能轻松上手。

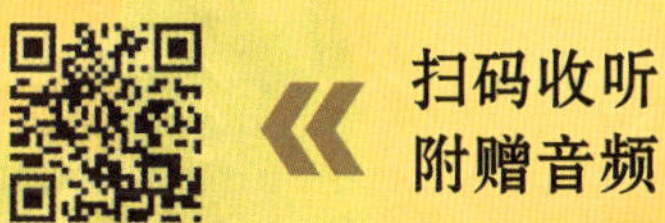

副主编：顾　亚　路玲玲　邵嘉鑫　舒　心

编　委：陈　叶　郭　帅　金季男　李佳冰　李　霞
刘　旭　冉　敏　张雪梅　周小双

目录

第一章　中药有乾坤，膳食更养人

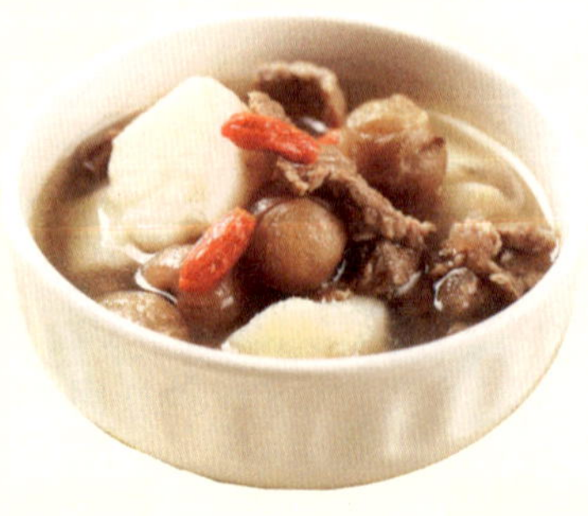

第二章 中药入膳，食养天成

第三章　药食巧搭配，保健功效佳

第四章　药膳养生，因人制宜

第五章 四季药膳推荐

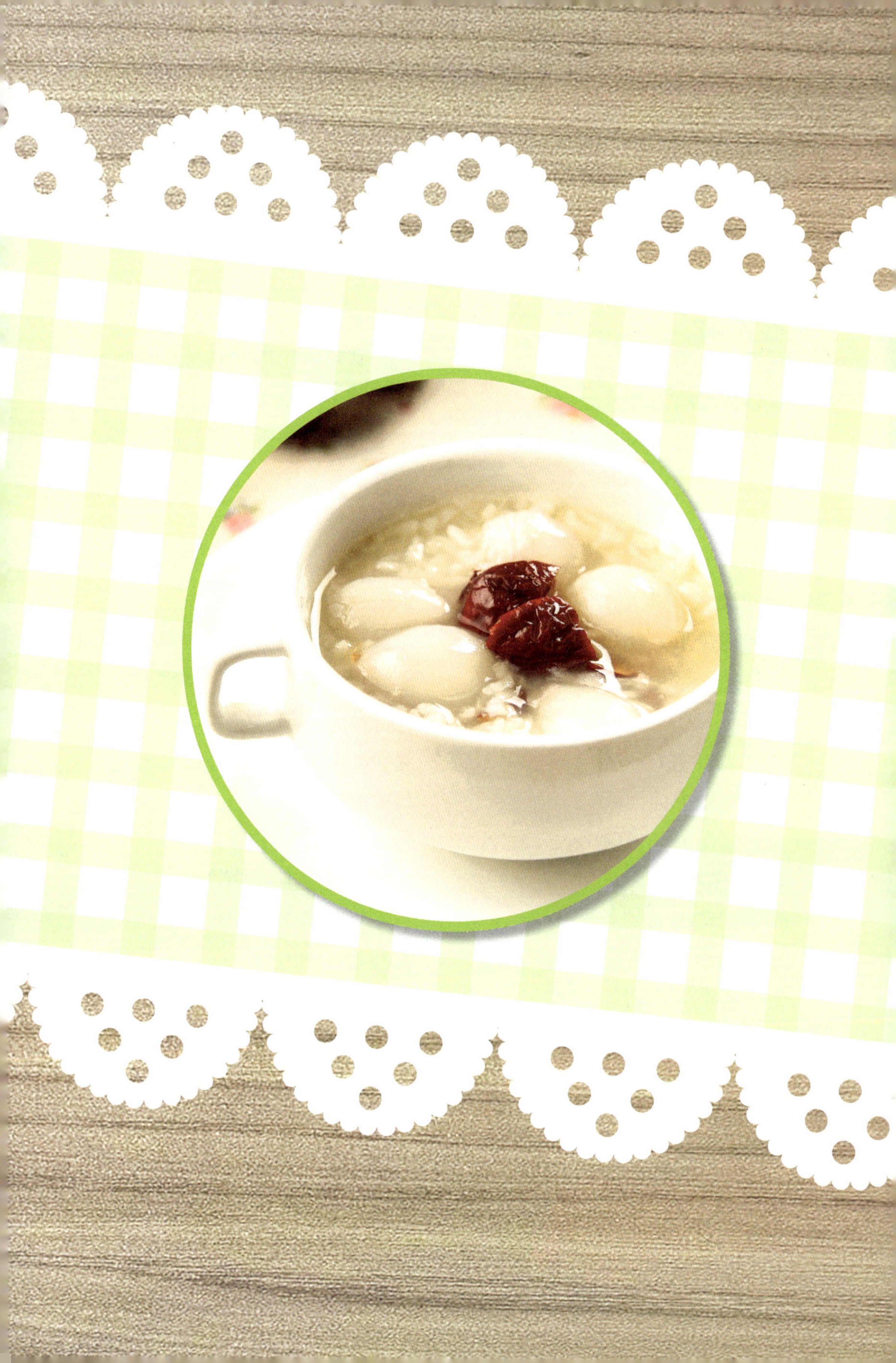

第一章
中药有乾坤，膳食更养人

在中式膳食中，中药的应用十分广泛，丰富的食材、药材与悠久的烹饪技艺相结合，共同构成了独具特色的中华饮食文化。每一道菜、每一碗粥，都蕴含着养生之道，体现了国人对“食”的深刻理解。遵循因时用膳的原则，秉持因人用膳的理念，践行因证用膳的方法，在一日三餐中融入中医养生原理，方能达到寓医于食、未病先防的目的。

药膳，亦药亦膳

药膳是在中医学、烹饪学和营养学的理论指导下，将中药与某些具有药用价值的食物相配，采用中国独特的饮食烹调技术制作而成的具有一定色、香、味、形的美味膳食。药膳秉持“寓医于食”的理念，巧妙地将药物融入食物之中，赋予膳食以药用价值。在药膳中，食物与中药相辅相成，相得益彰，不仅具有较高的营养价值，还可防病治病、保健强身、延年益寿。

了解药膳的种类

按形态

可分为：流体、半流体、固体。

按滋补形式

可分为：平补、清补、温补、峻补。

按制作方法

可分为：炖类、焖类、煨类、蒸类、煮类、炒类、熘类、卤类、烧类、炸类等。

按功用

可分为：养生保健延寿类、美容养发类、祛邪治病类、疾病康复类等。

服用药膳注意这几点

药膳食疗在我国有着悠久的历史，一直为中医所推崇，也颇受大众喜爱。药膳食疗与药物疗法存在显著差异，和普通膳食相比也具有明显区别。由于药膳是在膳食中添加中药成分，因此在药性把控、配伍原则等方面均需格外留意，以确保其安全性和有效性。

因人而异：药膳有一定的辅助治疗作用，但每个人体质各异，最好在医生指导下，根据自身体质情况选择合适的药膳。

把握好量：一方面，有些药材本身具有一定的毒性，即使经过炮制，若用量不当仍可能引发中毒。另一方面，药材需要达到一定的剂量，才能形成有效的治疗浓度，发挥治疗作用。因此要把握好药膳配料中各种药物和食物的使用量，以免引起不良反应或影响功效。

种类勿杂：每一道食疗方都有其一定的适用范围，若进食种类过多过杂，药物间相互作用，不仅起不到养生和治疗功效，还可能产生不良后果。

切忌滥补：食补是中医辅助治疗手段的一种，其最终目的是使人身体健康。因此，对于健康的人来说，食补只是一方面，适当锻炼、保持良好心态、均衡饮食等同样可以起到“补”的作用。

合理搭配食材，科学烹制

合理搭配食材并科学烹制药膳对于发挥其养生保健效果而言尤为重要。比如，在寒冷的冬季，我们可以选择大枣、枸杞子、当归等温补食材，与鸡肉或羊肉一同炖煮，做成具有温补气血、驱寒暖身功效的药膳。而在炎热的夏季，则可以选用百合、莲子、银耳等清凉食材，结合猪瘦肉或鱼肉炖汤，既滋养又清热。

因人用膳，因时用膳，因地用膳

根据中医理论，人的体质因遗传、生活环境、饮食和生活习惯等而有所不同，不同的体质在生理功能、病理变化和心理状态上会呈现出不同的表现。制作和食用药膳时，首先就是要辨体施食。体质虚寒者，不可食用寒凉之物；素体火旺者，不可加以温补。只有补其不足，方为雪中送炭。

其次，随着四季寒热的变化，施膳也应有所区别。春宜升补，应多食温补阳气、养肝护肝之物；夏宜清补，长夏宜淡补，可食解暑利湿、清心火之物；秋宜平补，应食滋阴润燥、养阴润肺之物；冬宜温补，宜食温肾助阳之物。

最后，我国地域宽广，幅员辽阔，由于气候条件及生活习惯的差异，不同地区人群的生理活动和病变特点也各不相同，故药膳的选用也应因地制宜。

把握用量，切忌滥补

药膳是一种将中药与食物相结合的饮食疗法，它具有调理身体、辅助治疗疾病的作用。在食用药膳时，一定要注意药材用量，切忌滥补。因为药膳中药材用量过多，可能会对身体造成负担，甚至会出现中毒现象。而且，不同的人体质不同，对药膳的反应也不同，所以药材用量需要根据个人体质来确定。如果不确定用量，应咨询专业医生的建议。此外，在制作药膳时，还需要注意药材的质量和炮制规范，选择道地、优质、无污染的药材，以保证药膳的安全性和有效性。

遵循个体差异原则

个人体质：不同人的体质各异，对膳食的反应也会有所不同。因此，在食用药膳前，最好先了解自己的体质特点，如寒热虚实等，以便选择适合自己的药膳种类和药材用量。

年龄与性别：年龄和性别也是影响药材用量的因素之一。例如，老人、儿童在食用药膳时，应酌情减少药材用量，避免过量食用对身体造成不良影响。

依据药膳性质与功效

药性：药膳中的药材具有不同的药性，如寒、凉、温、热等。在食用时，应根据药膳的性质来合理把握药材用量。一般来说，温性、热性的药膳适用于体质偏寒者，而凉性、寒性的药膳则适用于体质偏热者。

功效：不同的药膳具有不同的功效，如补气、养血、安神等。在食用时，应根据自身的需求来选择相应的药膳。

注意药膳的制作与食用方法

制作过程：药膳的制作过程也是影响药效的一个重要因素。在制作过程中，应严格依据药膳的配方来称量食材和药材，并根据医嘱要求进行制作，以确保药膳的功效。

食用方法：药膳的食用方法也应注意。一般来说，应根据药膳的性质和功效来选择合适的食用时间，如空腹、餐后等时段。

药膳食药合一，帮助调理身体

中医养生以“协调阴阳”为核心思想，通过形神共养、顺应自然、饮食调养、谨慎起居、调和脏腑、通畅经络、节欲保精、益气调息、动静适宜等养生方法，追求“阴平阳秘”的健康状态。其中，药膳食疗作为重要手段，将中药与食物有机结合，既能调理阴阳平衡，又能滋养气血，从而达到身心和谐、延年益寿的保健目的。

食借药力，药助食威

药膳将中药与食物融为一体，取中药之性，用食物之味，食借药力，药助食威，相得益彰。《黄帝内经》中提倡“谷肉果菜，食养尽之，无使过之，伤其正也”的病后康复原则。孙思邈告诫世人“当须先洞晓病源，知其所犯，以食治之，食疗不愈，然后命药”的养生、治病原则。可见，食物疗法在健康养生和疾病康复中发挥着重要的作用。

“食借药力”指的是在饮食过程中，借助中药的功效来强化食物的滋补或调理作用。这一理念在中医药膳中极为常见，原因在于将药材与食材进行科学、合理的搭配，能够使食物具备特定的保健或治疗效果。例如，在煲汤时加入枸杞子、黄芪等药材，枸杞子可滋补肝肾、益精明目，黄芪能补气升阳、固表止汗，可以增强汤品的滋补效果。

“药助食威”强调的是中药对食物功效的辅助与提升作用，它体现了中药能够强化食物的原有特性，使其保健或治疗效果更加突出。例如在烹饪过程中加入少量陈皮、山楂等药材，陈皮有理气健脾、燥湿化痰之效，山楂有消食化积、行气散瘀之功，它们不仅能提升菜肴的风味，还能促进消化吸收，实现了中药与食物的协同效应。

随着人们生活水平的提高和健康意识的增强，越来越多的人开始关注食疗养生，不但注重食物的营养价值，还关注食物的药用价值以及中药与食物的相互作用。这种健康的生活方式，不仅有助于预防疾病、改善亚健康，还有助于提高人们的生活质量和幸福感。

养正御邪，未病先防

养正御邪： 药膳可养护正气，抵御外邪，提高机体的抗病能力。中医认为，生病的过程就是人体中的正气和邪气抗争的过程。一旦正气抵抗不住邪气，人就会生病；如果正气很强盛，人就会少病或无病。正如《黄帝内经》所言："正气存内，邪不可干。"中医养生要把握两方面，一是避免或减少邪气对人体的危害；二是培养和维护人体中的正气。药膳对人体具有调理作用，合理安排药膳饮食，可维护机体脏腑的功能，而且药膳有助于发挥某些食物的特异性作用，从而达到预防疾病的目的，如葱白、生姜、香菜可预防感冒，绿豆可防暑，山楂可降脂，大蒜能防治呼吸道和胃肠感染等。

未病先防： 药膳中的食物多取自天然植物、动物等，符合中医取材自然、顺应自然的原则。药膳能结合食物的四气五味来调理气血、平衡阴阳，从而提高脏腑抵御外邪的能力。药膳进补要分清体质，不同体质讲究不同的进补原则，如阴虚体质者可以食用何首乌炖鸡、花生仁猪骨汤、百合粥、银耳羹等来补阴；阳虚体质者可以吃韭菜炒鲜虾、牛肾粥等来补阳。只有合理食用药膳，才能未病先防，达到养生的目的。

既病防变，已病防渐

既病防变： 疾病的发展都有规律可循，根据其传变规律，施以针对性的防治措施，可防止疾病的发展及扩散。药膳作为重要的辅助疗法，在防止疾病的传变方面有重要意义。选用合适的药膳可以激发脏腑机能的防御能力，防止疾病的进一步发展。如患者在受温热病邪侵袭时，服用养阴生津之品，如二参粥、沙参玉竹粥、梨汁粥、橄榄茶等，可防止发生肺肾阴虚或肝肾阴虚之变。

已变防渐： 食用药膳对于缓解病情和防止疾病复发有较好的效果。如当归生姜羊肉汤可缓解妇女产后恶露不净、腹中绞痛等症状。

风味独特，服食方便

药膳是中医文化与饮食文化结合的产物，有着风味独特、服食方便的特点，在现代社会广受欢迎。

“风味独特”在于制作药膳时，并非对药材和食材进行随意的排列组合，而是依据药材和食材的特性，作出科学合理的搭配。比如，有些药材味苦，就搭配甘甜的食材来调和口感；有些食材性寒，就搭配温热的药材来平衡药性。经过精心烹制，药材的精华充分融入食材，药膳既保留了药材的疗效，又有了独特的风味。像山楂莲藕片中，山楂的酸甜与莲藕的脆爽完美融合，口感丰富；冬虫夏草虾仁汤中，虾仁与冬虫夏草相得益彰，鲜美又滋补。每一道药膳都让人在品尝美食的同时，感受到中医药文化的深厚底蕴。

“服食方便”是药膳在现代社会得以广泛传播和应用的另一大优势。如今生活节奏快，人们追求饮食便捷，药膳恰好满足了这一需求。它的烹调方式以“炖、煮、煨、蒸”为主，这些方法操作简单，不需要复杂的烹饪技巧。而且，保持长时间、不间断地受热能让药材和食物充分释放有效成分，增强功效。人们只需将食材和药材处理好，放入锅中，设定好时间和火候，就能轻松做出一道美味的药膳。无论是忙碌的上班族，还是注重养生的老年人，都能轻松享用，在享受便捷饮食的同时收获健康。

药膳之所以服食方便，主要源于其几个显著的特点。

融合性：药膳将食材与药材有机结合，既保留了食材的美味，又融入了中药材的保健功效。这种融合使得药膳在口感上更加易于被接受，人们在享受美食的同时，也能达到养生的目的。因此，药膳在服食上自然而然地就呈现出便利性。

多样性：药膳的种类繁多，可以根据不同的体质、年龄、季节和病症来选择合适的药材和食材进行搭配。这种多样性不仅满足了不同人群的需求，还使得药膳在制备上更加灵活多变，从而提升了服食的便利性。

简便性：许多药膳的制备方法相对简单，不需要复杂的烹饪技巧或专业的设备。家庭厨房中常见的锅碗瓢盆、炉灶等即可满足药膳的制备需求。此外，一些药膳还可以被直接冲泡或即食，进一步简化了制作过程。

易吸收：药膳中的药材往往经过精心挑选和搭配，能够充分发挥其药效。同时，与食材的结合使得药效更加温和，易于被人体吸收。这种易吸收的特点不仅增强了药膳的保健效果，还使其在服食上更加方便快捷。

预防性：药膳强调“治未病”，即通过调节人体内部环境来预防疾病的发生。这种预防性的特点使得药膳在日常生活中得到了广泛应用。人们可以根据自身情况选择合适的药膳进行调养，从而达到预防疾病、增强体质的目的。

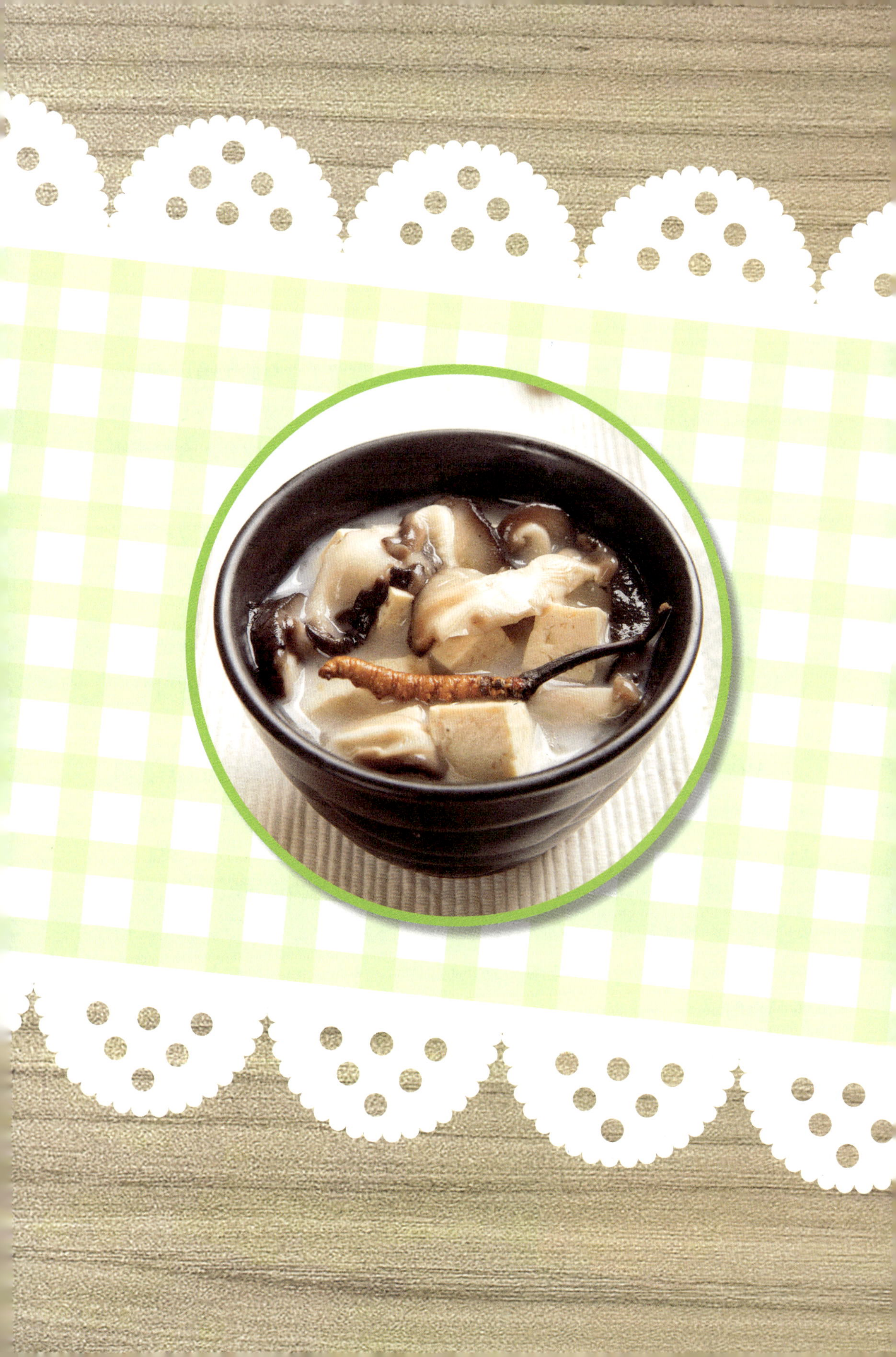

第二章
中药入膳，食养天成

中药在中国有着悠久的历史和深厚的文化底蕴，它们不仅被用于治疗各种疾病，更被广泛应用于养生和保健。将这些中药融入日常饮食中，不仅让食材的味道更加丰富，还使我们的饮食变得更加健康。

冬虫夏草

性味：味甘，性平。
归经：肺经、肾经。
功效：补肾益肺、止血化痰。
贮藏：置于阴凉干燥处保存。

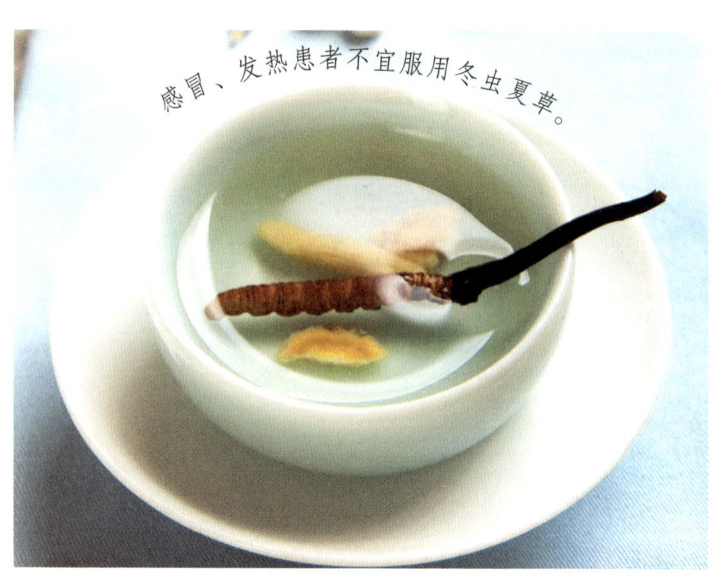

冬虫夏草益肺茶

冬虫夏草益肺茶具有补肾益肺、定喘止嗽、止血化痰等功效。

原料

冬虫夏草 6 克
沙参 10 克
杏仁 5 克
麦门冬 10 克

做法

1. 冬虫夏草除杂，洗净；沙参、杏仁、麦门冬洗净。
2. 将所有药材放入砂锅，水煎服，代茶饮。

在制作药膳前，应先将杏仁去皮、去尖。

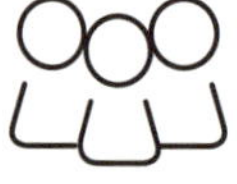

适用人群
肺、肾两虚者

食疗功效
补肾益肺

膳食建议
儿童、孕妇，以及对冬虫夏草过敏者不适宜服用。

冬虫夏草蒸蛋

此药膳有补肺益肾、止血化痰的功效，可以调补气血、改善脏腑功能。

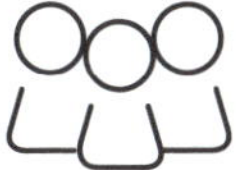

适用人群

身体虚弱、抵抗力差者

食疗功效

补肺益肾、养血安神

膳食建议

《中国居民膳食指南（2022）》建议成年人每日蛋类的摄入量应控制在40~50克。

原料

冬虫夏草 2 克

鸡蛋 2 个

冰糖适量

做法

❶冬虫夏草清洗干净。❷取适量冰糖，放入碗中，加入少量温水，搅拌至冰糖溶化。碗中打入鸡蛋，打散调成蛋液，搅打好的蛋液过细网筛，滤去表层小气泡。❸将冬虫夏草放入碗内，拌匀。❹蒸锅中加入适量水，大火烧沸后，将蛋液放入蒸锅内，盖上盖隔水蒸 10 分钟至熟。

冬虫夏草具有补肺益肾的功效，可以改善肺肾虚损引起的咳嗽、气喘等症状。

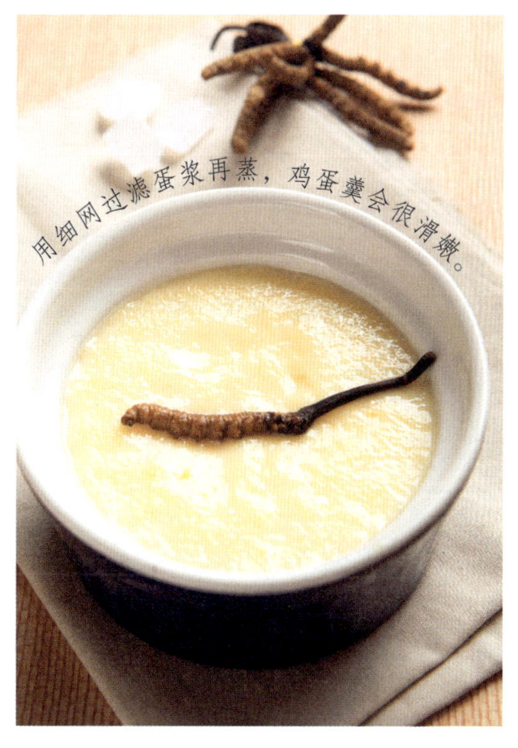

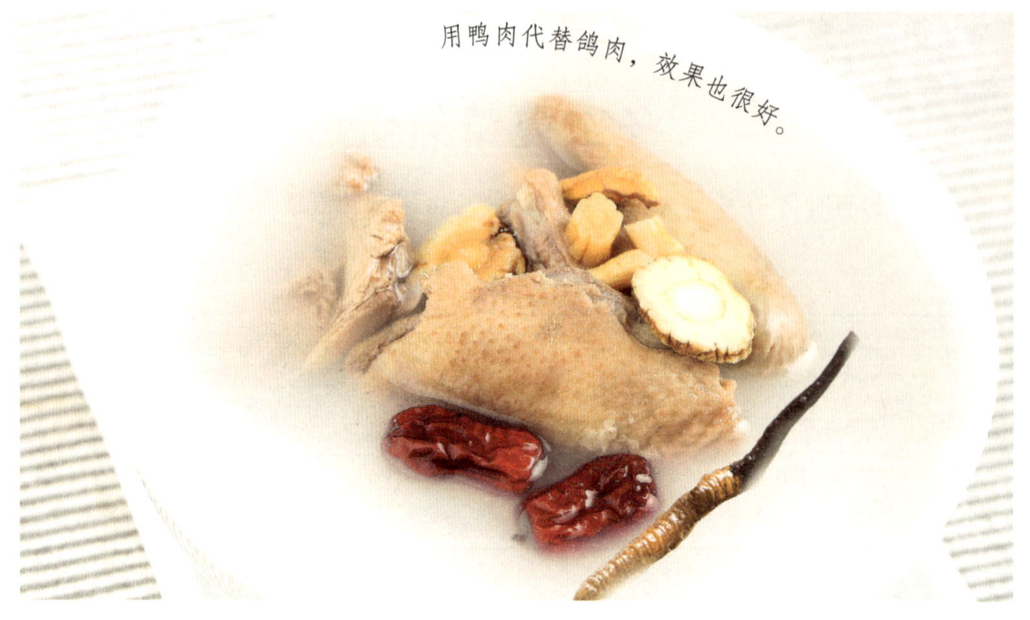

用鸭肉代替鸽肉，效果也很好。

冬虫夏草鸽子汤

冬虫夏草和鸽子一起炖汤，有助于改善气血亏虚的情况。

原料

冬虫夏草 3 克	鸽子 1 只
沙参 5 克	大枣 5 颗
白芷 5 克	料酒适量
党参 5 克	盐适量

做法

❶冬虫夏草、沙参、白芷、党参分别洗净。❷鸽子去毛，去内脏，洗净，斩件，用沸水汆3分钟，去血水，捞出。❸大枣洗净，去核。❹所有材料放入砂锅中，加入适量清水和料酒，大火煮沸转小火煲2小时，加盐调味即可。

炖汤时，最好使用砂锅或瓦罐等厨具慢火煮制，以充分析出食材中的营养成分。

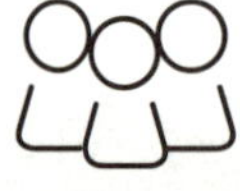

适用人群

气虚、阳虚者

食疗功效

补肾壮阳

膳食建议

体内燥热者不宜服用此汤。感冒发热者、儿童和孕妇需慎服。

冬虫夏草虾仁汤

虾仁有较好的养血益气作用。此汤可补肾益阳、填精益髓。

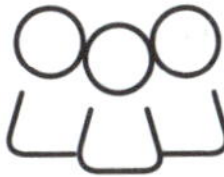

适用人群

肾虚、阳痿者

食疗功效

补肾益阳、填精益髓

膳食建议

将生姜刮皮、切片，直接食用，对预防感冒有一定的作用。但需要注意用量，以免过量食用导致上火或刺激胃肠道。

原料

冬虫夏草 10 克

虾仁 30 克

生姜 5 克

盐适量

做法

❶虾仁洗净，用牙签挑去虾线；冬虫夏草用清水洗净；生姜切片。❷把冬虫夏草、虾仁和生姜片放入锅内，加入清水。❸先用大火煮沸，再用小火煎煮 30 分钟。出锅前加盐调味即可。

痛风、高尿酸血症患者以及过敏体质者不适合食用虾仁。

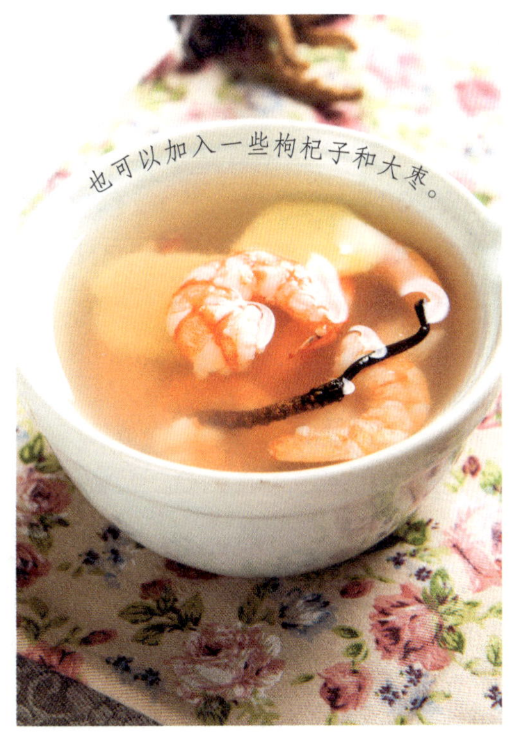

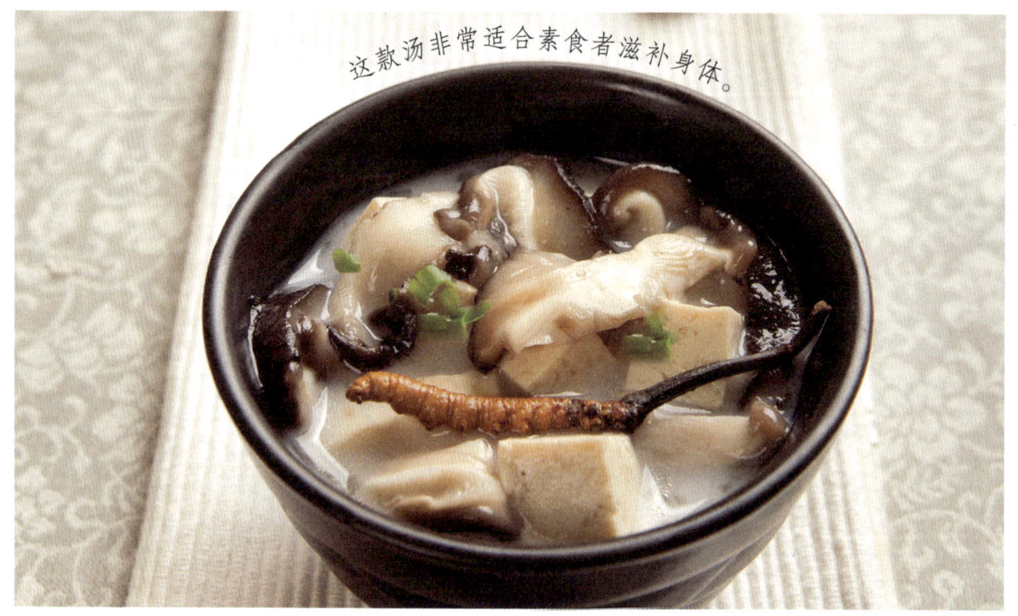

虫草香菇炖豆腐

香菇、豆腐与冬虫夏草一起入汤，能够增强药膳的滋补效果。

原料

冬虫夏草 10 克
香菇 20 克
豆腐 200 克
葱 10 克
生姜 5 克
盐适量
味精适量
油适量

做法

❶冬虫夏草、香菇分别洗净；葱切葱花；生姜切末；豆腐切块。❷香菇切片，与豆腐同入油锅，熘炒片刻。❸加入盐、味精、葱花、姜末等调料，再加水和冬虫夏草，小火烧煮 30 分钟，即成。

本汤可滋补养身，有助于增强免疫力。

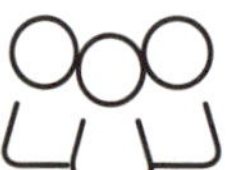

适用人群

气阴两伤者

食疗功效

补肾益精

膳食建议

香菇可换成平菇、口蘑、杏鲍菇等菌类食材。

虫草烩番茄

番茄富含多种抗氧化物质，有助于延缓衰老；冬虫夏草有保护血管的作用，有助于预防心脑血管疾病。

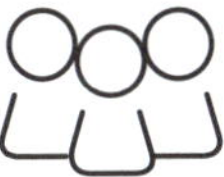

适用人群

体虚者

食疗功效

美容养颜、抗氧化

膳食建议

过量食用豌豆，可能导致腹胀、消化不良等问题。

原料

豌豆 30 克

冬虫夏草 10 克

番茄 1 个

辣椒 1 根

蔬菜调味粉适量

做法

❶豌豆、冬虫夏草焯烫后，捞出；番茄去皮，切块；辣椒洗净。❷锅中加入水，放入豌豆、冬虫夏草、番茄及辣椒，小火煮沸后加入蔬菜调味粉即可。

冬虫夏草的滋补效果需要长期坚持才能显现，能否久服一定要咨询中医师或中药师。

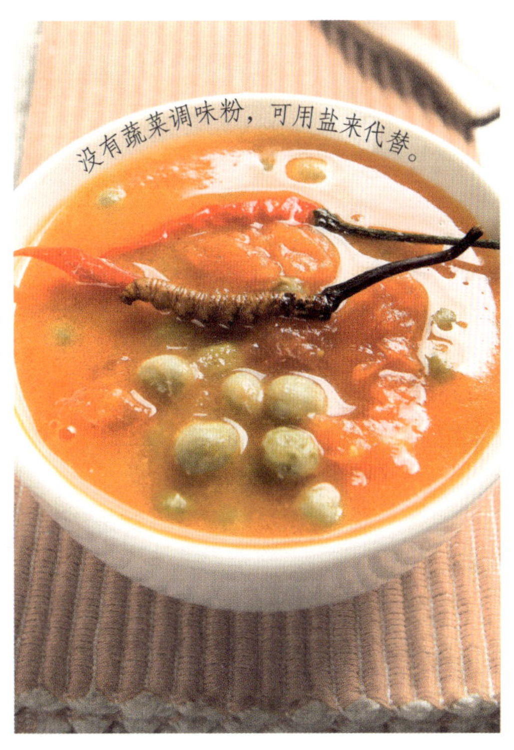

人参

性味：	味甘、微苦，性微温。
归经：	脾经、肺经、心经、肾经。
功效：	大补元气、补脾益肺、安神益智。
贮藏：	置于阴凉干燥处密闭保存。

人参砂锅鸡

人参与鸡肉搭配食用，可以增强体质，提高免疫力，缓解疲劳，改善睡眠质量，还有助于改善心血管系统的功能，对血压有双向调节的作用。

原料

人参3克

母鸡1只

葱10克

生姜8克

猪油20克

料酒适量

盐适量

味精适量

食材挑选

新鲜的鸡肉呈粉红色，表面富有光泽，肉质紧实有弹性，无异味，且带有淡淡的肉香。另外，鸡肉的脂肪部分应为淡黄色或白色，无发黑或发绿的现象。

烹饪做法

1. 人参洗净，切成薄片；取一部分葱切段，余下的葱切碎；生姜切片。

2. 母鸡处理干净后斩件，放入沸水锅中汆透，捞出，洗净，沥去水分。

3. 锅中放入猪油烧热，放葱段、生姜片，煸出香味，倒入料酒、水、盐和味精，煮沸后倒入砂锅内，再将母鸡和人参一并放入，用小火炖煮至鸡肉熟烂，撇去浮油，撒上葱花即可。

膳食建议

人参砂锅鸡本身较为滋补，搭配一些蔬菜可以使膳食更加均衡。可以选择香菇、山药、玉米等与鸡一起炖煮。

食疗 功效

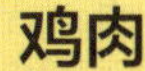

此汤可补气生血、助精养神。

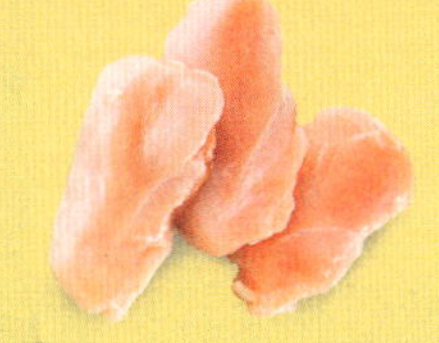

鸡肉

鸡肉肉质细嫩，滋味鲜美，蛋白质含量较高，易消化，具有温中益气、强身健体等功效。

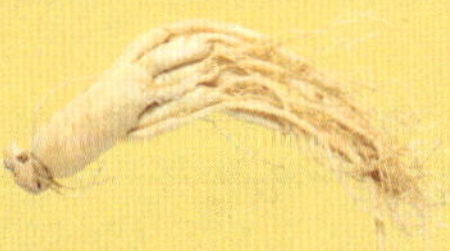

人参

人参能快速补充体力，尤其适合体虚者和大病初愈者恢复元气。

小贴士

人参补气，鸡肉补血，适合气血两虚者食用。

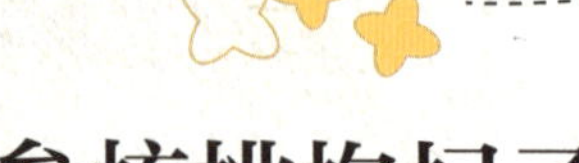

人参核桃枸杞子茶

此茶饮简单易做，不仅可以补气补虚、健脑明目，而且还能增强脾肺肾功能，提高身体免疫力。

原料

人参 3 克
枸杞子 10 克
核桃仁 10 克

食材挑选

优质枸杞子颜色呈暗红色，尖端有白点，颗粒大小适中，手感干燥，不黏腻。

烹饪做法

1. 人参洗净，切片；枸杞子、核桃仁分别洗净，与人参一同放入杯中。

2. 加沸水冲泡，加盖闷 10 分钟即可。

膳食建议

人参属于温热性补药，最好遵医嘱服用。若本身有热证，或正处于发热阶段，应禁用人参，以免人参的补益作用助长体内的病邪，不利于疾病控制。

食疗功效

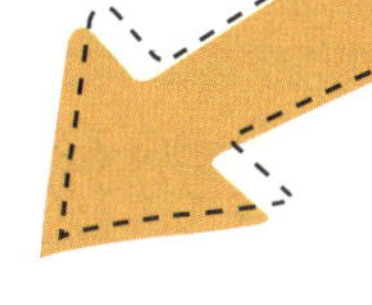

急性病或发热期患者不宜饮用；高血压患者不宜饮用。

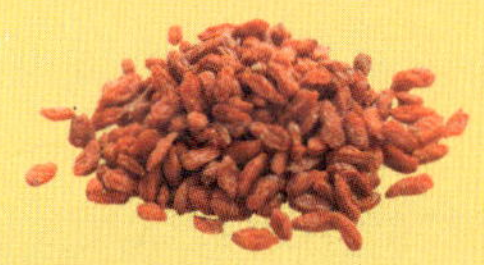

枸杞子

枸杞子味甘，性平，有滋补肝肾、益精明目的功效。

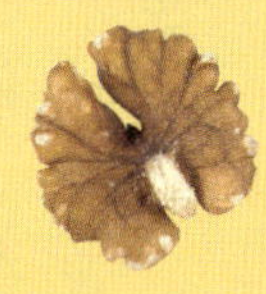

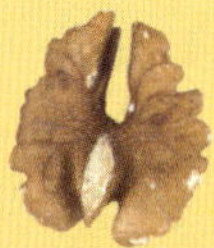

核桃仁

核桃仁味甘，性温，有补肾、温肺、润肠的功效。

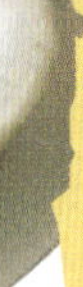

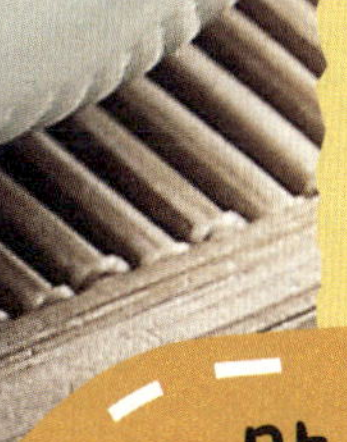

小贴士

人参切片泡水喝或直接含服都可以发挥其药用效果。

人参鹌鹑汤

此汤可健脾益胃、滋补身体，尤其适宜体质虚弱、脾胃不和、食欲不振者饮用。

原料

鹌鹑1只
人参10克
干桂圆10克
莲子15克
生姜6克
盐适量

食材挑选

新鲜的鹌鹑肉呈淡红色，质地紧实，有弹性。用手指轻轻按压，如果迅速恢复原状，说明肉质新鲜。避免购买肉质松软、有瘀血或颜色发绿的鹌鹑。

烹饪做法

1. 鹌鹑去毛，去内脏，洗净，用沸水汆3分钟，去血水，捞出洗净。

2. 人参洗净；干桂圆去壳取肉；莲子用清水浸泡2~4小时；生姜洗净，切片。

3. 鹌鹑、人参、桂圆肉、莲子和生姜片放入砂锅中，加入适量清水，大火煮沸转小火煲2小时，加盐调味即可。

膳食建议

野山参补益功效较强，尤以生长年代久远者为佳，因其产量小，价格贵，一般情况下不用。园参补力相对较弱，但药源广，性价比高，可用于日常调理。

食疗 功效

此汤还可缓解失眠多梦、神经衰弱等症。

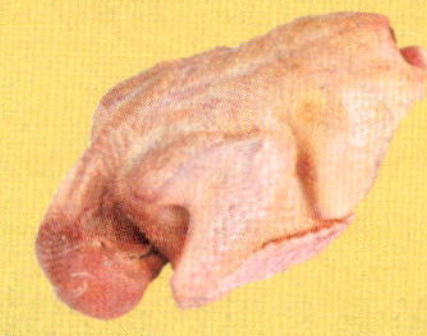

鹌鹑

鹌鹑有补中益气、清利湿热的功效。

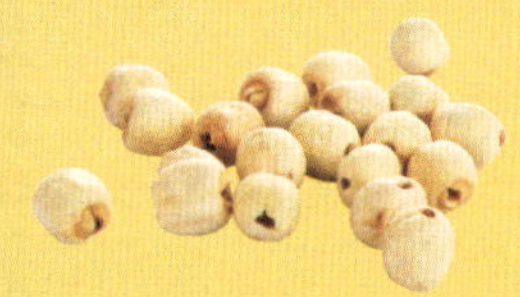

莲子

莲子味甘、涩，性平，有补脾止泻、止带、益肾涩精、养心安神的功效。

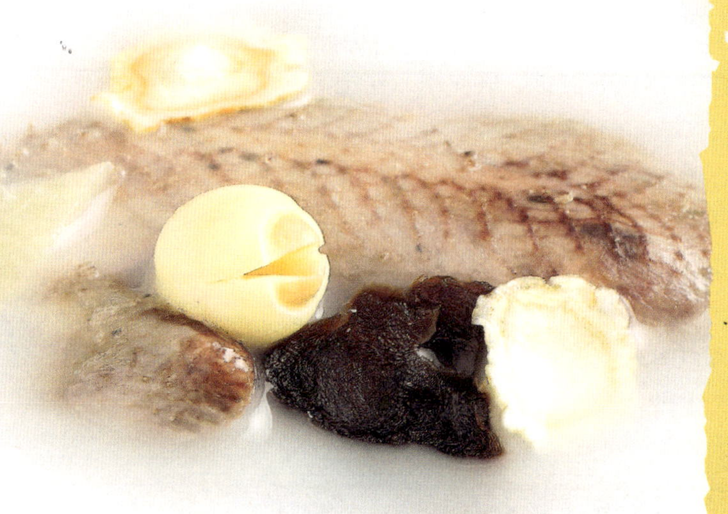

小贴士

此汤还可加入山药、胡萝卜等食材，营养更丰富。

人参大枣乌鸡汤

此汤有益气滋阴、补血祛寒、提神醒脑、增强体质的功效，经常食用还可以美容养颜。

原料

人参 10 克
乌鸡 1 只
大枣 6 颗
生姜 5 克
胡椒粉适量
盐适量

食材挑选

新鲜的乌鸡肉质比较饱满，表皮光滑有弹性，用手轻轻按压能很快恢复到原来的状态。

烹饪做法

1. 乌鸡去毛，去内脏，洗净，斩件，用沸水氽 3 分钟，去血水，捞出洗净。

2. 人参洗净；大枣洗净，去核；生姜洗净，切片。

3. 乌鸡、人参、大枣和生姜片放入砂锅中，加入适量清水，大火煮沸转小火煲 2 小时，加胡椒粉和盐调味即可。

膳食建议

乌鸡具有滋阴补血、健脾固冲的作用，对女性尤为有益。对女性产后亏虚、乳汁不足及气血亏虚引起的月经不调、痛经等症，均有很好的效果。

食疗功效

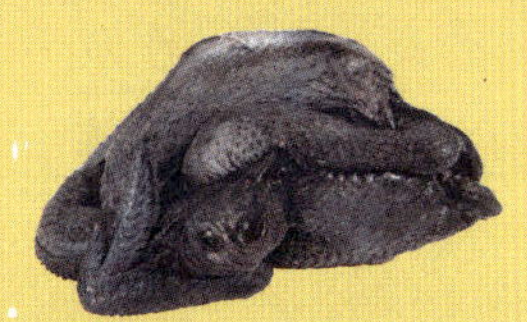

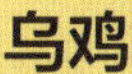

乌鸡

乌鸡中含有人体必需的蛋白质、多种维生素和微量元素等物质，具有一定的医疗保健价值，是难得的滋补佳品，享有“药鸡”之称。

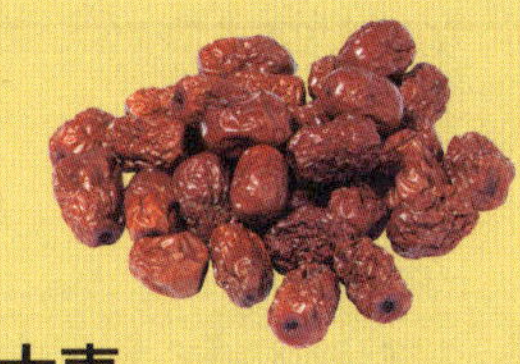

大枣

大枣味甘，性温，有补中益气、养血安神的功效。

人参被称为“百草之王”，是名贵的补气中药。

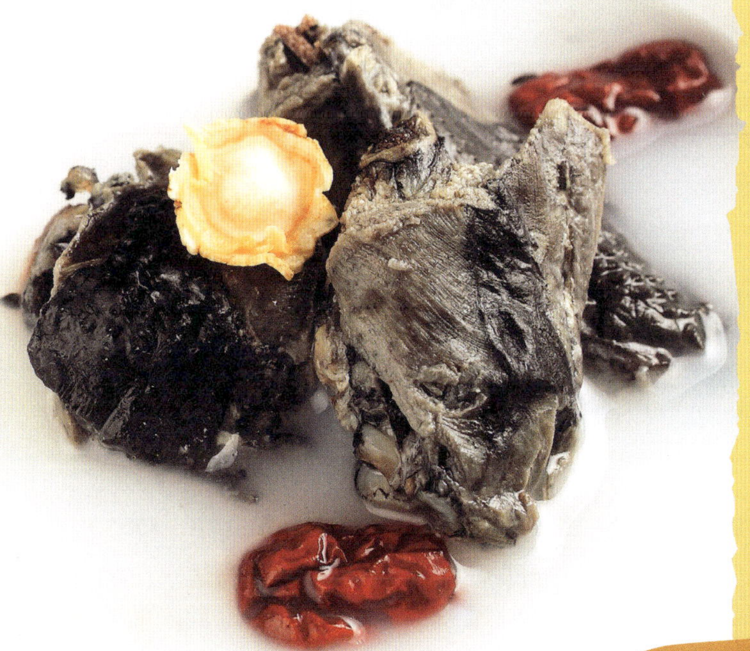

小贴士

内火偏旺者不宜喝乌鸡汤。

甘草

性味：	味甘，性平。
归经：	心经、肺经、脾经、胃经。
功效：	补脾益气、清热解毒、祛痰止咳。
贮藏：	置于通风干燥处保存。

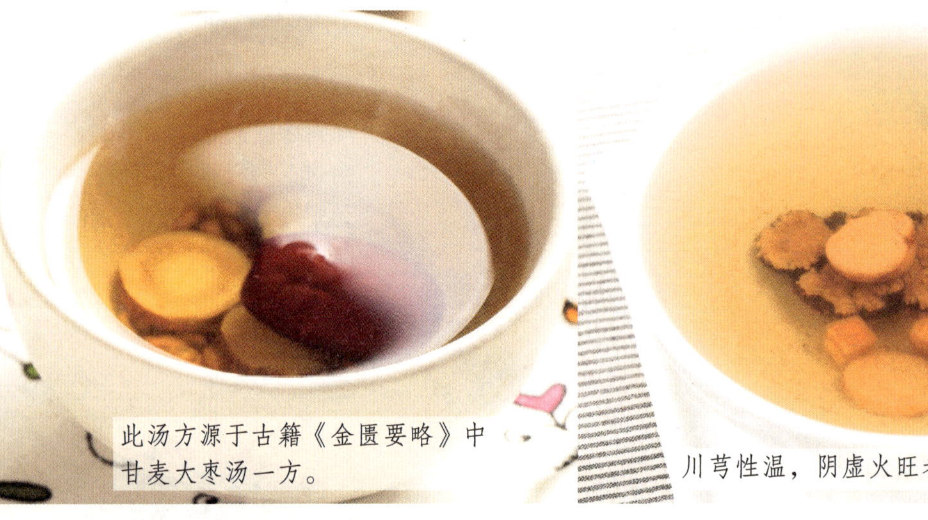

此汤方源于古籍《金匮要略》中甘麦大枣汤一方。

川芎性温，阴虚火旺者不宜服用。

小麦大枣甘草饮

原料： 小麦 30 克，甘草 10 克，大枣 5 颗。

做法： ❶小麦、大枣、甘草分别洗净备用。❷甘草放入砂锅加水煎煮，连煎 2 次，将 2 次药汁混合。❸将小麦、大枣一起放入砂锅内，煮至小麦、大枣熟烂即可。

食疗功效

养心安神。

膳食建议

甘草泡水喝可以缓解咳嗽。

川芎葛根甘草汤

原料： 葛根 15 克，白芍 15 克，羌活 9 克，川芎 9 克，甘草 6 克。

做法： ❶所有材料分别洗净。❷将洗好的材料放入砂锅中，加入适量清水，大火煮沸转小火煲 1 小时，取汤即可。

食疗功效

益气活血、通络止痛。

膳食建议

风寒初期饮用此汤可缓解头痛、鼻塞等症状。

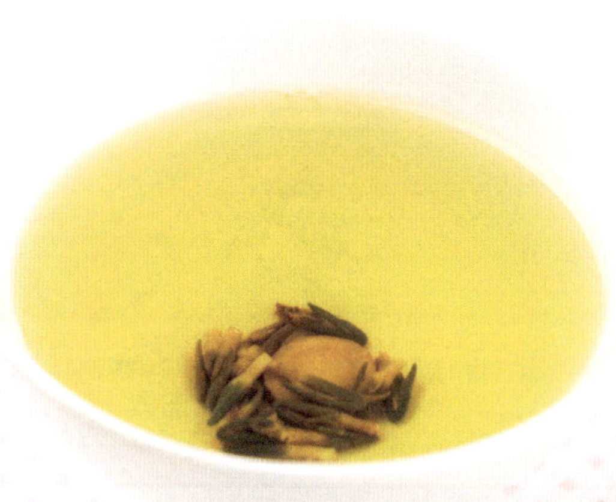
可清心养神、泻火解毒。

甘草莲子心汤

原料：莲子心2克，甘草3克，白糖适量。

做法：❶甘草洗净；莲子心洗净，温水浸泡10分钟。❷甘草和莲子心放入杯中，用沸水冲泡，闷5分钟，加白糖调味即可。

食疗功效

清心火、改善失眠。

膳食建议

适宜心烦失眠者饮用，睡前饮用效果更佳。

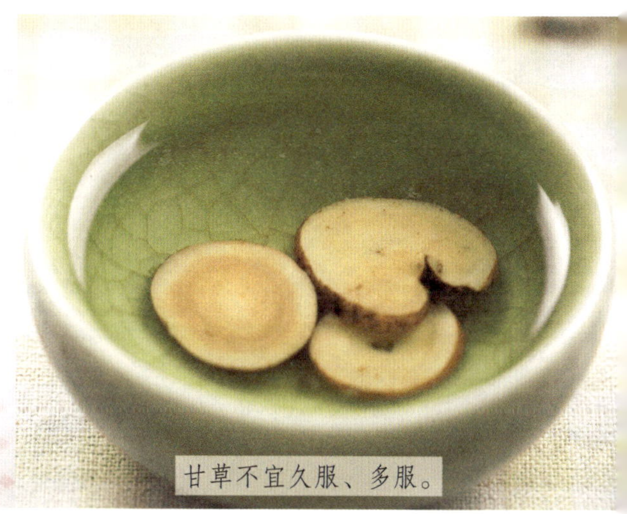
甘草不宜久服、多服。

甘草茶

原料：甘草10克，蜂蜜适量。

做法：将洗净的甘草放入杯中，沸水冲泡10分钟后，兑入蜂蜜调匀即可。

食疗功效

祛痰止咳。

膳食建议

甘草茶有助于缓解感冒、喉咙痛等症状。

芡实

性味：	味甘、涩，性平。
归经：	脾经、肾经。
功效：	益肾固精、补脾止泻、除湿止带。
贮藏：	置于通风干燥处保存。

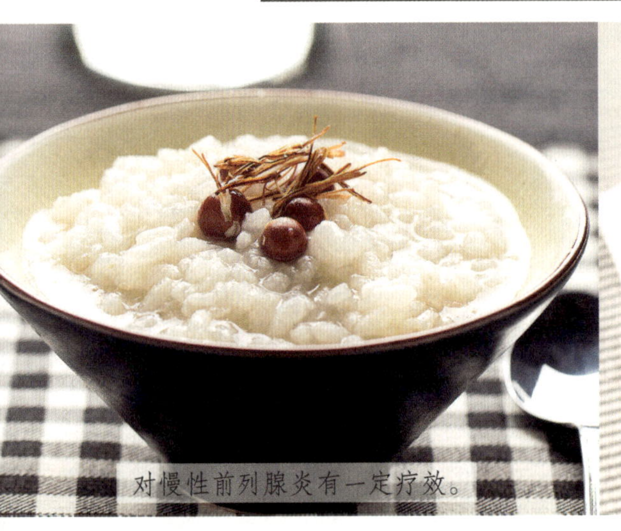
对慢性前列腺炎有一定疗效。

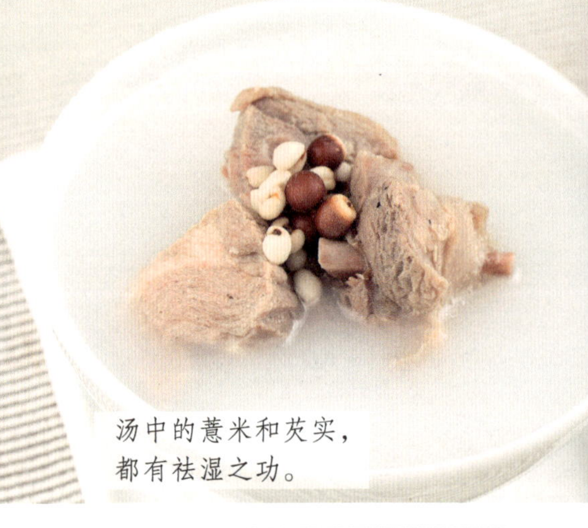
汤中的薏米和芡实，都有祛湿之功。

莲须芡实粥

原料： 莲须8克，芡实16克，粳米80克。

做法： ❶芡实提前浸泡2~3小时，与莲须一同放入锅中，加水煎煮出药汁。❷粳米洗净，清水浸泡30分钟。❸锅置火上，放入粳米和药汁，大火烧沸后改小火，待粥煮熟即可。

食疗功效

固肾涩精、清心除烦。

膳食建议

应避免与辛辣刺激性的食物，如辣椒、花椒等同时食用。

芡实薏米老鸭汤

原料： 芡实15克，薏米20克，老鸭1只，料酒、盐各适量。

做法： ❶芡实、薏米分别洗净，清水浸泡2~3小时。❷老鸭去毛，去内脏，洗净，斩件，用沸水汆3分钟，去血水，捞出洗净。❸芡实、薏米和老鸭放入砂锅中，加入适量清水和料酒，大火煮沸转小火煲2小时，加盐调味即可。

食疗功效

清热利水、消肿。

膳食建议

老鸭炖煮时间应控制在2~3小时，以充分释放其中的营养。

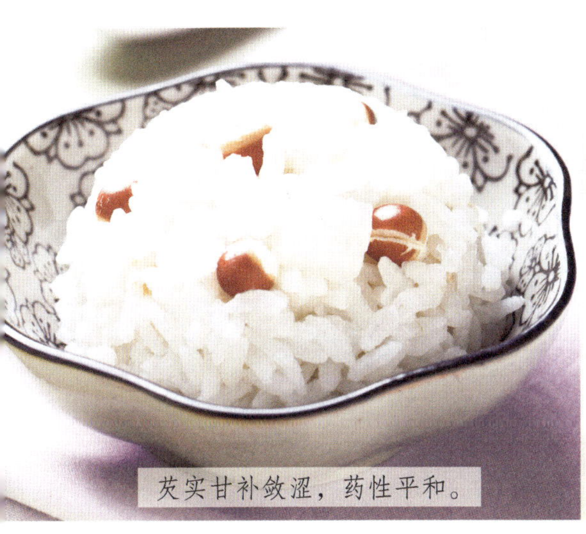
芡实甘补敛涩，药性平和。

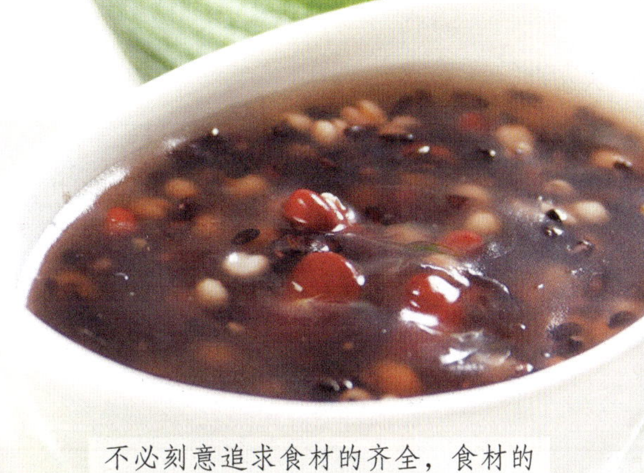
不必刻意追求食材的齐全，食材的种类、用量可酌情调整。

山药芡实饭

原料： 山药半根，芡实 10 克，粳米 100 克。

做法： ❶山药洗净，切片；芡实洗净，清水浸泡 2~3 小时；粳米洗净，清水浸泡 30 分钟。❷所有材料放入电饭煲中，加入适量清水，按煮饭键即可。

食疗功效

益肾固精、健脾止泻。

膳食建议

这三种食材也可以同煮成粥。

五谷粥

原料： 荞麦 10 克，薏米 10 克，黑米 10 克，芡实 10 克，干桂圆 15 克，绿豆 10 克，糙米 10 克，赤小豆 10 克，麦仁 10 克，粳米 50 克。

做法： ❶荞麦、薏米、黑米、芡实、绿豆、糙米、赤小豆、麦仁、粳米洗净，提前泡发；干桂圆去壳取肉。❷上述食材一起入锅，加水煮，煮至豆烂米熟即可。

食疗功效

滋养五脏、调和气血。

膳食建议

糖尿病患者要控制食用量。

生姜

性味：	味辛，性微温。
归经：	肺经、脾经、胃经。
功效：	解表散寒、温中止呕、化痰止咳。
贮藏：	置于阴凉潮湿处，或埋入湿砂内，注意防冻。

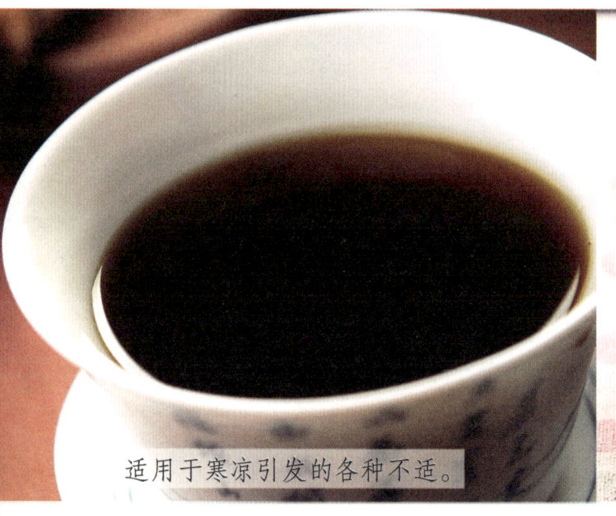
适用于寒凉引发的各种不适。

红糖姜茶

原料：生姜 10 克，红糖适量。

做法：将生姜和红糖一起放入茶碗中，用沸水冲泡即可。

食疗功效

祛寒暖胃。

膳食建议

适当饮用可有效缓解胃寒引起的胃痛。

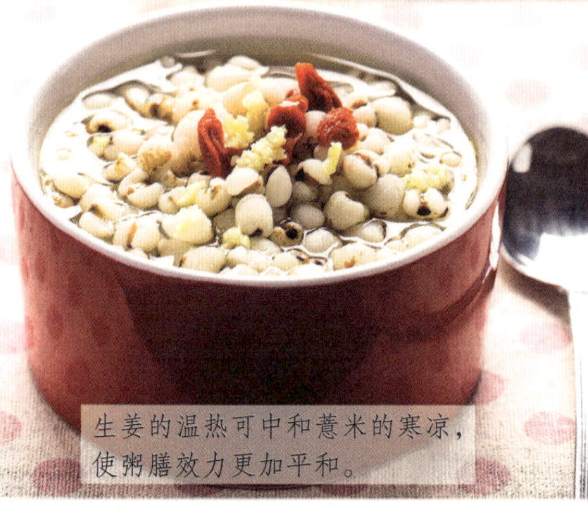
生姜的温热可中和薏米的寒凉，使粥膳效力更加平和。

生姜薏米粥

原料：生姜 30 克，薏米 100 克，枸杞子 10 克。

做法：❶生姜洗净，切成末；薏米洗净，清水浸泡 2~3 小时；枸杞子洗净。❷锅置火上，放入薏米和适量水，大火烧沸后改小火熬煮。❸放入姜末，小火继续熬煮，待粥煮至熟烂时，放入枸杞子，略煮即可。

食疗功效

温中散寒、健脾化湿。

膳食建议

薏米有利尿作用，适合湿气较重者食用。

适用于湿阻中焦、脘腹疼痛、
纳食不香、恶心欲呕等症。
还可加入白萝卜、胡萝卜、
山药等食材。

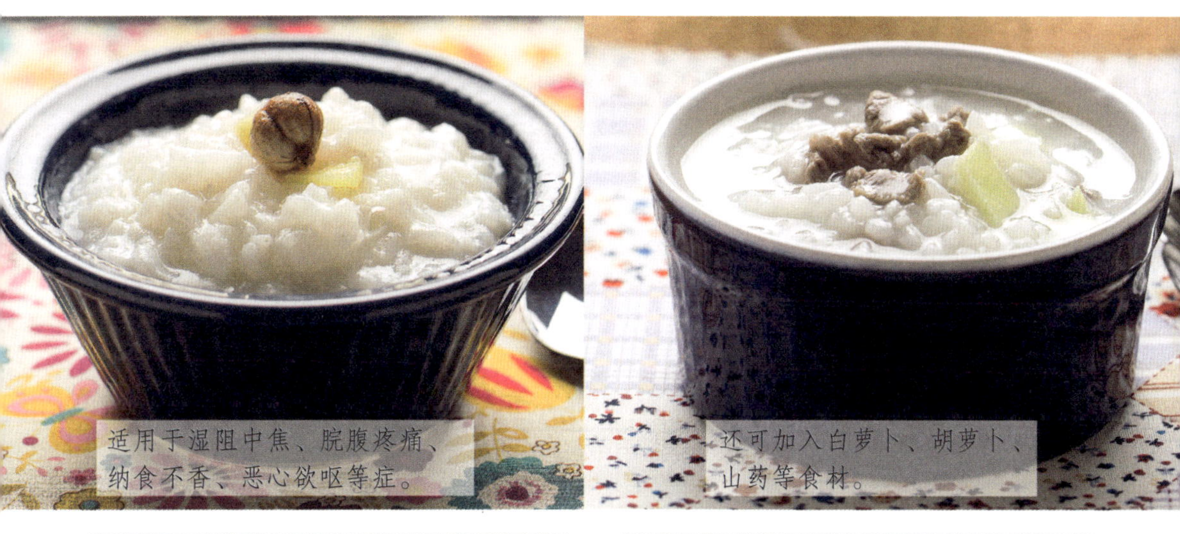

白豆蔻生姜牛奶粥

原料： 白豆蔻 3 克，生姜 3 克，粳米 100 克，牛奶 150 毫升。

做法： ❶生姜切片；将白豆蔻、生姜片放入锅中，加水煎煮。❷粳米洗净，用清水浸泡 30 分钟。❸锅置火上，放入粳米和适量水，大火烧沸后改小火，熬煮至粥熟，放入药汁和牛奶，略煮片刻。

食疗功效

温胃健脾、行气化湿。

膳食建议

白豆蔻能够促进胃液分泌，增强食欲，适合消化不良者食用。

生姜羊肉粥

原料： 羊肉 50 克，粳米 50 克，生姜 10 克。

做法： ❶羊肉洗净，切块，用开水汆 3 分钟，去血水后捞出，用水冲干净；粳米洗净，浸泡 30 分钟；生姜洗净，切片。❷锅置火上，放入粳米和适量水，大火烧沸后改小火。❸放入羊肉，熬煮 1 小时，待粥熟烂时，放入生姜片，再煮 10 分钟即可。

食疗功效

温补肾阳、补益气血。

膳食建议

羊肉营养丰富，尤其适合秋冬季节食用。

黑芝麻

性味：味甘，性平。
归经：肝经、肾经、大肠经。
功效：补肝肾、益精血、润肠燥。
贮藏：置于通风干燥处保存。

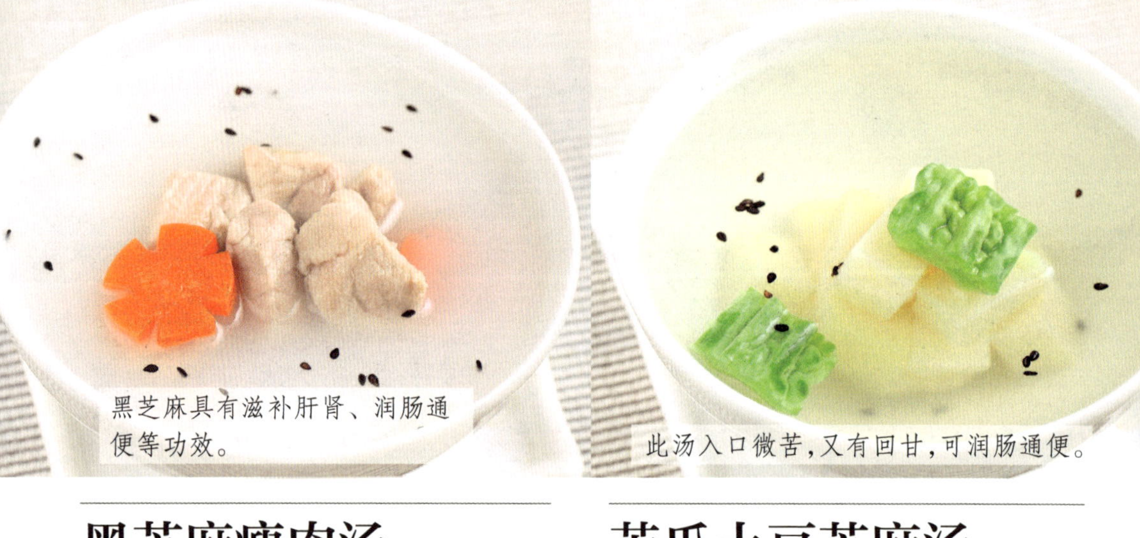

黑芝麻具有滋补肝肾、润肠通便等功效。

此汤入口微苦，又有回甘，可润肠通便。

黑芝麻瘦肉汤

原料： 黑芝麻10克，猪瘦肉250克，胡萝卜1根，盐适量。

做法： ❶黑芝麻炒香；猪瘦肉切块，用沸水汆2分钟，去血水，捞出洗净；胡萝卜洗净，切块。❷猪瘦肉和胡萝卜放入砂锅中，加入适量清水，大火煮沸转小火煲30分钟，加盐调味，撒上黑芝麻即可。

食疗功效

滑肠通便、养阴生津。

膳食建议

黑芝麻热量高，过量食用可能导致肥胖，应适量食用。

苦瓜土豆芝麻汤

原料： 黑芝麻10克，苦瓜50克，土豆50克，盐适量。

做法： ❶苦瓜洗净，去籽，切块；土豆洗净，去皮，切块；黑芝麻炒香。❷苦瓜、土豆放入砂锅中，加入适量清水，大火煮沸转小火煲20分钟，加盐调味，撒上黑芝麻即可。

食疗功效

清热解毒、润肠通便。

膳食建议

苦瓜可清热解暑，适用于中暑、热病烦渴等症状。

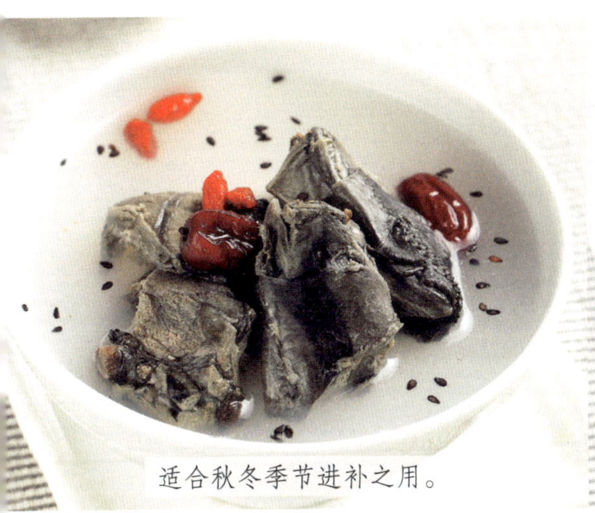
适合秋冬季节进补之用。

枸杞子芝麻乌鸡汤

原料： 黑芝麻10克，乌鸡1只，大枣4颗，枸杞子10克，生姜、盐各适量。

做法： ①黑芝麻炒香；枸杞子洗净；大枣洗净，去核；生姜洗净，切片。②乌鸡清理好后斩件，用沸水氽3分钟，捞出洗净。③乌鸡、枸杞子、大枣和生姜片放入砂锅中，加清水大火煮沸，转小火煲2小时，加盐调味，撒上黑芝麻即可。

食疗功效

滋补肝肾、强壮身体。

膳食建议

炖煮可以较好地保留乌鸡的营养成分。

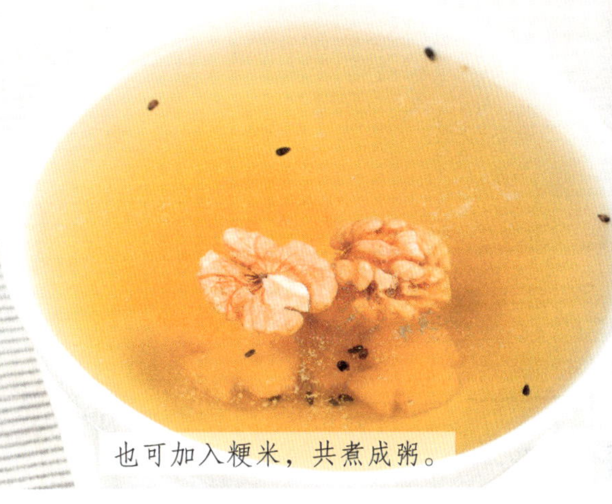
也可加入粳米，共煮成粥。

芝麻核桃山药汤

原料： 黑芝麻10克，核桃仁10克，山药半根，盐适量。

做法： ①黑芝麻炒香；核桃仁洗净；山药洗净，去皮，切块。②核桃仁和山药放入砂锅中，加入适量清水，大火煮沸转小火煲40分钟，加盐调味，撒上黑芝麻即可。

食疗功效

强壮筋骨、润肠通便。

膳食建议

山药去皮时会产生大量黏液，可以戴手套防止过敏。

阿胶

性味：味甘，性平。
归经：肺经、肝经、肾经。
功效：补血滋阴、润燥、止血。
贮藏：密闭保存。

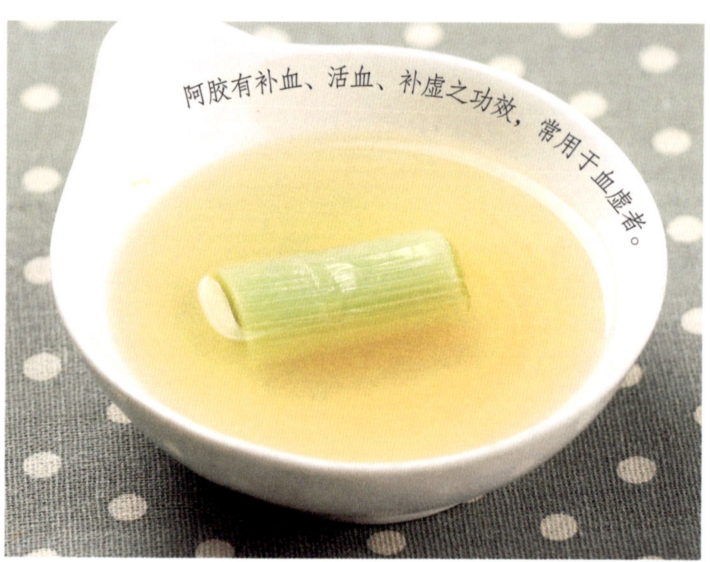

阿胶葱白茶

此茶饮有养血通阳、润燥止咳的功效，适用于血虚体质者。

原料

阿胶 10 克
葱白 2 根
蜂蜜适量

做法

❶葱白洗净，切成段备用；阿胶敲碎或剪成小块，以便更好地溶解。❷将切好的葱白放入砂锅中，加入适量的清水，用中火煎煮葱白至水沸腾，加入阿胶。❸转小火，慢慢搅拌，让阿胶完全溶解。❹最后加入适量的蜂蜜增加风味即可。

阿胶先用水或黄酒浸泡软化，再与其他食材一同炖煮，效果会更好。

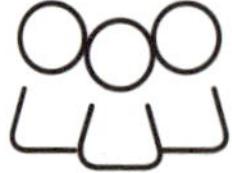

适用人群
血虚、寒凝者

食疗功效
养血温经

膳食建议
阿胶性滋腻，脾胃虚弱、消化不良者应减少食用量。

阿胶红糖糯米粥

此药膳中的阿胶和红糖都具有补血的特性，能够有效缓解气血不足引起的各种症状。

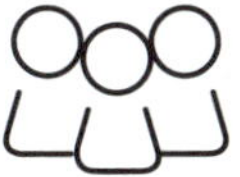

适用人群

气血不足者

食疗功效

补血养气、健脾养胃

膳食建议

糯米不易消化，过量食用可能增加胃肠负担，影响消化吸收。

原料

糯米 60 克

阿胶 30 克

红糖适量

做法

❶将糯米洗净，清水浸泡 4~6 小时。❷将浸泡好的糯米放入锅中，加入适量的清水。❸先用大火煮沸，然后转小火慢慢熬煮，待糯米九分熟的时候放入阿胶，完全溶解后放入红糖，盛出即可。

糯米具有温中补脾的功效，可以改善脾胃虚寒，缓解食欲不佳、腹胀腹泻等症状。脾胃虚弱者不宜多食。

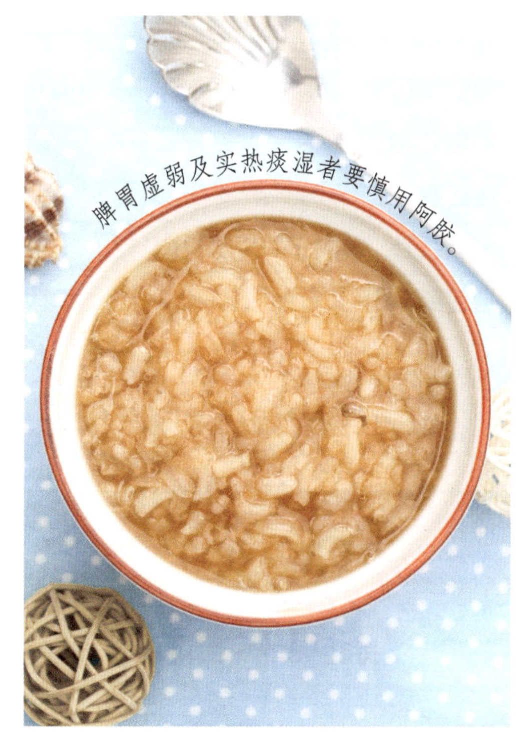

牛肉汆水时放入几片生姜，能去除腥味。

阿胶牛肉汤

阿胶与牛肉搭配，对于血虚、贫血等症状有一定的改善作用。

原料

阿胶 10 克

牛肉 200 克

生姜 5 克

米酒适量

盐适量

做法

❶牛肉切块，用沸水汆 3 分钟，去血水，捞出洗净；生姜洗净，切片。❷牛肉和生姜片放入砂锅中，加适量清水和米酒，大火煮沸转小火煲 2 小时。❸放入阿胶，煮至阿胶溶化，再加盐调味即可。

烹饪时需注意火候和时间，避免久煮或高温烹饪导致阿胶糊化。

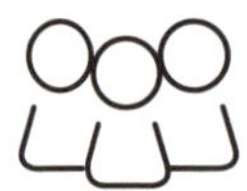

适用人群

气虚、血淤者

食疗功效

滋阴养血、温中健脾

膳食建议

阿胶易助湿生热，口干舌燥、湿热盗汗者不宜服用。

阿胶花生大枣汤

此药膳中的阿胶可以有效改善血虚，花生能够补充身体的能量，促进新陈代谢，有助于补血益气。

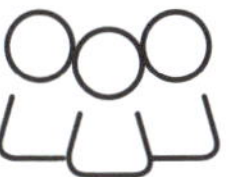

适用人群

阴虚体质者

食疗功效

健脾补血、养阴益胃

膳食建议

霉变的花生仁对人体有害，不可食用。

原料

阿胶 9 克

花生仁 20 克

干桂圆 15 克

大枣 6 颗

红糖适量

做法

❶干桂圆去壳取肉；花生仁洗净；大枣洗净，去核。❷花生仁、桂圆肉和大枣放入砂锅中，加适量清水，大火煮沸转小火煲 40 分钟。❸放入阿胶，煮至阿胶溶化，加红糖调味即可。

阿胶有补血、滋阴、润燥、止血的功效，是滋补上品、补血圣药。

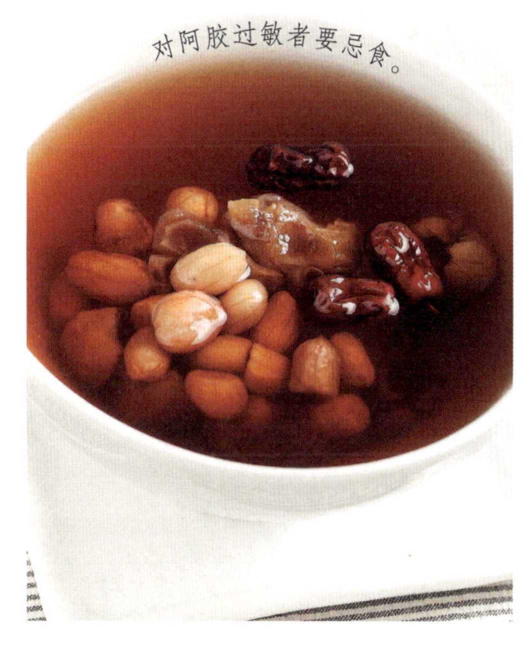

当归

性味：味甘、辛，性温。

归经：肝经、心经、脾经。

功效：补血活血、润肠通便。

贮藏：置于阴凉干燥处保存。

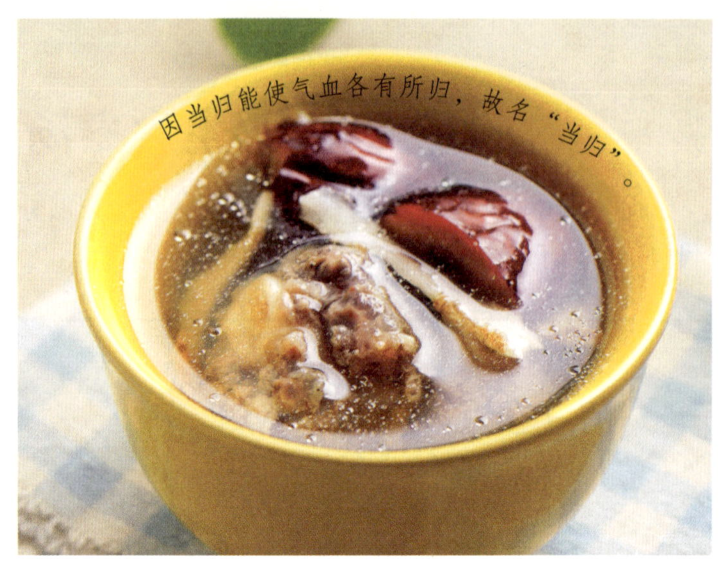

当归牛尾汤

当归牛尾汤是一道传统的药膳，可补血益肾、强筋壮骨。跌打损伤后饮用此汤，可起到消肿止痛的作用。

原料

当归 15 克
葱 8 克
生姜 5 克
牛尾 4 块
大枣 5 颗
盐适量
料酒适量

做法

❶大枣洗净，对半切开，去核；牛尾泡洗干净；当归洗净；葱洗净，切段；生姜切片。❷将牛尾冷水下砂锅，煮沸后撇去浮沫。❸将当归、大枣、葱段、姜片、料酒放入砂锅内，改用小火煲 3 小时，加盐调味即可。

牛尾中钙、磷、铁等矿物质含量丰富，煲汤时，小火慢炖，有助于营养的释放。

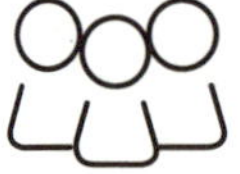

适用人群

贫血、气虚者

食疗功效

补血益肾、强筋健骨

膳食建议

牛尾中油脂含量较高，应适量食用。

当归煲海参汤

此道药膳能补肾益精、补血润燥、滋阴益气，增强免疫力。

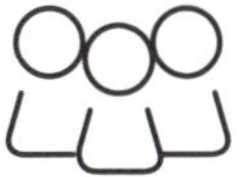

适用人群

中气不足、睡眠质量不佳者

食疗功效

补血养颜、滋阴益气

膳食建议

生吃黄花菜可能导致食物中毒，因此食用前需要充分煮熟以分解毒素。

原料

干海参1个
当归15克
干黄花菜15克
鲜百合20克
生姜6克
盐适量
油适量

做法

①干海参泡发，洗净；当归洗净；干黄花菜提前泡发，去掉根部，沸水焯烫2~3分钟；鲜百合洗净，掰成小片；生姜切成丝。②起锅，油烧热，爆香姜丝，下入焯好的黄花菜，加入足量的清水和当归煮沸。③最后加入鲜百合、海参，大火煮5分钟，加入盐调味即成。

海参可用于精血亏损、虚弱劳怯、阳痿、梦遗、小便频数、肠燥便艰等症，但脾弱不运、痰多便滑者，均不可食。

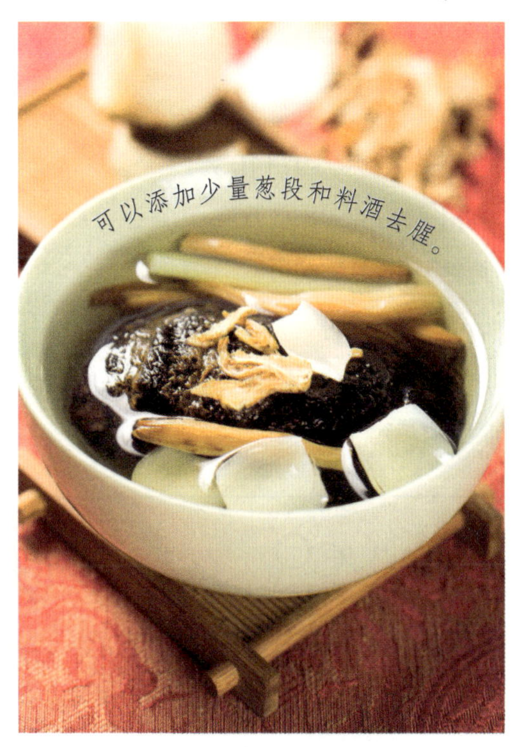

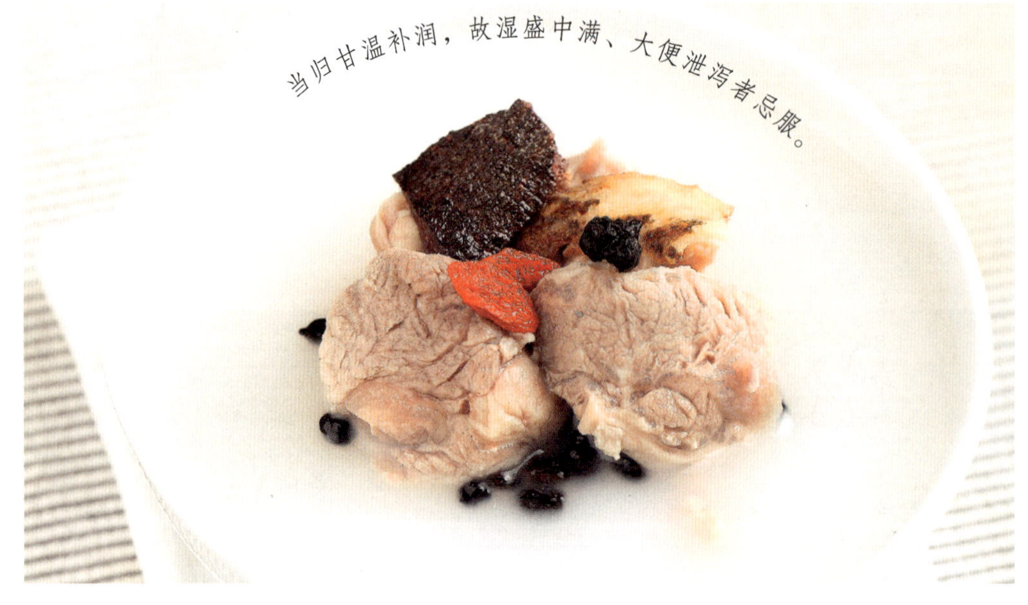

五子当归羊肉汤

虚劳不足者饮用此汤可起到很好的滋补作用。

原料

羊肉 500 克　桑葚 10 克
女贞子 10 克　当归 10 克
枸杞子 10 克　肉桂 5 克
菟丝子 10 克　盐适量
五味子 10 克

做法

❶女贞子、枸杞子、菟丝子、五味子、桑葚、当归和肉桂洗净。❷羊肉洗净，切块，用开水氽 3 分钟，去血水后捞出，用温水冲干净。❸将所有食材放入砂锅中，加入适量清水，大火煮沸转小火煲 1 小时，加盐调味即可。

氽羊肉时应冷水下锅，这样可以更好地将血水和杂质煮出来，去除腥味。

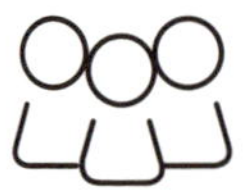

适用人群

肾虚、血虚者

食疗功效

补肝益肾、疏经通络

膳食建议

羊肉的温热之性有助于驱散体内的寒气，此汤尤其适合肾虚体寒者饮用。

夏枯草当归粥

夏枯草当归粥可辅助治疗乳腺增生，对女性经期乳房疼痛也有一定的缓解作用。

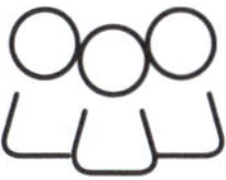

适用人群

肝郁气滞者

食疗功效

散结消肿、调经止痛

膳食建议

夏枯草不可大量、长期服用，胃肠功能弱者不宜服用。

原料

夏枯草 10 克

当归 10 克

香附 10 克

粳米 80 克

做法

❶将洗净的夏枯草、当归、香附放入锅中加水煎煮 20 分钟，去渣取汁。

❷粳米洗净，用清水浸泡 30 分钟。

❸锅置火上，放入粳米和适量水，大火烧沸后改小火熬煮，待粥煮熟时，放入药汁，略煮片刻即可。

夏枯草性寒，有清肝泻火、散结消肿的功效，可改善目赤肿痛、头痛眩晕等症。

如果觉得中药味过重，可加红糖拌服。

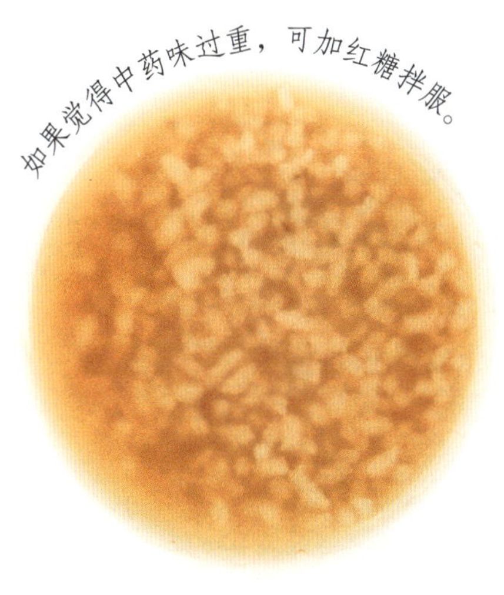

黄芪

性味：味甘，性微温。
归经：肺经、脾经。
功效：补气升阳、固表止汗、生津养血。
贮藏：置于通风干燥处保存。

黄芪黑芝麻糊

此膳可益气养血、润肠通便，适用于气虚便秘、排便无力、便后疲乏、汗出气短等症。

原料

黄芪 5 克
黑芝麻 60 克
蜂蜜适量

食材挑选

优质黄芪的表皮微微发黄，且颜色均匀，表面不存在腐烂变质的情况。劣质黄芪的颜色可能不均匀，有的黄有的白，不可购买。

烹饪做法

1. 黑芝麻清洗后晾干，炒香研末；黄芪洗净。

2. 黄芪水煎取汁，加入黑芝麻、蜂蜜即可。

膳食建议

黄芪除生品外，还可炮制后食用。其中，炒黄芪健脾和胃功效较强，炙黄芪补气润肺功效较强。应遵医嘱选用。

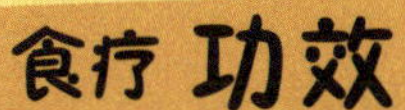

此道药膳香甜可口，可气血双补。

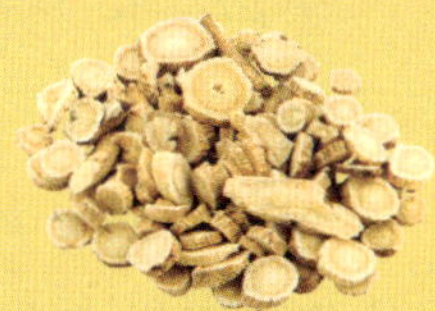

黄芪

黄芪有固表止汗、利水消肿、生津养血的功效。

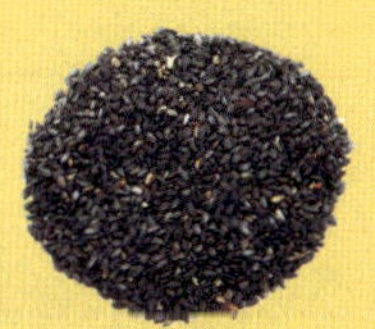

黑芝麻

黑芝麻味甘，性平，具有滋养肝肾的功效，还可辅助维护心血管健康。

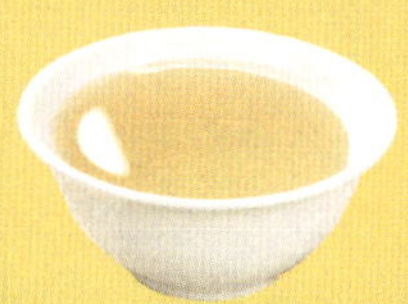

蜂蜜

蜂蜜味甘，性平，有补中、润燥、止痛、解毒的功效。

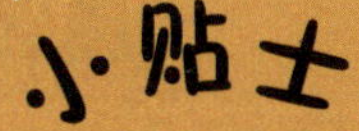

糖尿病患者慎用蜂蜜，可改用代糖或减少用量。

黄芪炖牛肉

黄芪可益气固表，牛肉含有丰富的铁元素和优质蛋白，两者结合有助于改善贫血状况。对于气血两虚、面色苍白、神疲乏力者，此膳有很好的滋补作用。

原料

牛肉 500 克
黄芪 10 克
葱 10 克
生姜 8 克
油菜 5 颗
盐适量
味精适量
黄酒适量
麻油适量
高汤适量

食材挑选

优质牛肉表面呈现均匀的鲜红色或深红色，有光泽，肉质细腻且富有弹性，没有异味。

烹饪做法

1. 牛肉切块，汆水洗净；黄芪洗净；油菜洗净，用沸水略烫后过凉水；葱切段；生姜切片。

2. 锅置火上，倒入高汤，放入牛肉、黄芪、葱段、生姜片、黄酒，用大火烧沸，撇去血沫后，改小火炖至牛肉熟烂。

3. 拣去葱段和生姜片，将牛肉捞入汤盆中，摆上油菜，原汤加味精、盐调味后，倒入汤盆中。将汤盆放入蒸笼蒸 10 分钟后取出，淋入麻油即成。

膳食建议

湿热体质者可将牛肉换成鸡肉。

食疗功效

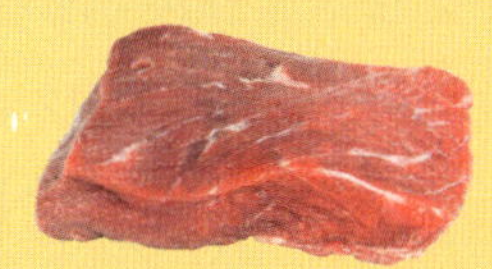

牛肉

牛肉具有补脾胃、益气血、强筋骨的功效。

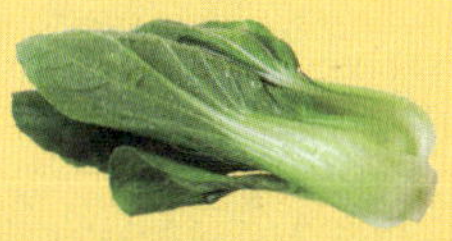

油菜

油菜具有清热解毒、利尿通便等功效。

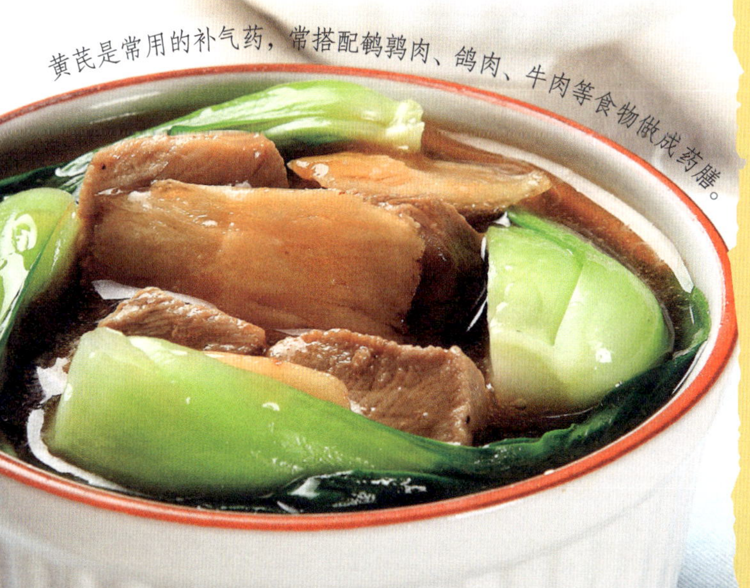

黄芪是常用的补气药，常搭配鹌鹑肉、鸽肉、牛肉等食物做成药膳。

小贴士

肝火旺盛者服用黄芪后，易出现口干舌燥、手脚心发热等症状，宜少食。

黄芪橘皮汤

橘皮能理气健胃、燥湿化痰。红糖可温中补虚、活血化瘀。黄芪是补气的良药。三者同煮成粥，可健脾补中、养血化湿。

原料

黄芪5克

橘皮3克

红糖适量

食材挑选

优质的橘皮应呈鲜艳的橙色或黄色，有独特的芳香味，闻起来清新宜人，应避免选择颜色暗淡、带有青斑以及有异味或霉变的橘皮。

烹饪做法

1. 将黄芪洗净，放入锅内，加适量清水煎煮，去渣取汁；橘皮碾成末。

2. 锅置火上，加入黄芪汁和橘皮末，煮沸，再加入红糖调匀，即可食用。

膳食建议

此膳中的橘皮可以换成陈皮，两者都有健脾理气、补中益胃的功效。

此汤有益气养血的作用，特别适合产后妈妈服用。

食疗功效

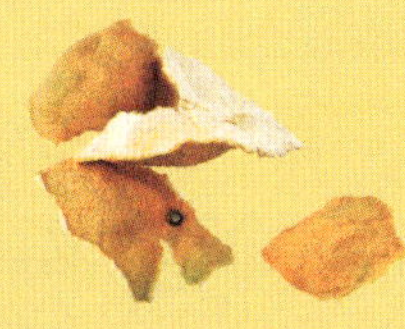

橘皮

橘皮有开胃消食、润肺止咳的功效。

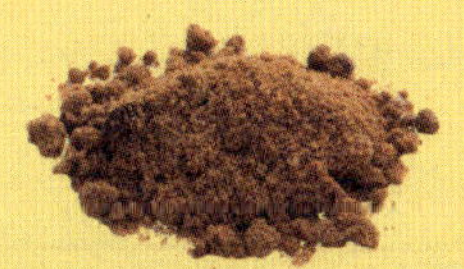

红糖

红糖有益气补血、缓中止痛、活血化瘀的功效。

小贴士

陈皮是以橘皮为原料，经晒干或低温烘干等工艺制成。相较于鲜橘皮，其药用功效更为显著。

陈皮黄芪煲猪心

猪心含有丰富的蛋白质、脂肪、钙等营养物质，具有补心、安神、增强体力的功效，搭配黄芪能够增强免疫力，改善体质。

原料

黄芪 15 克
陈皮 3 克
党参 15 克
猪心 1 颗
胡萝卜 1 根
盐适量
油适量
黄酒适量

食材挑选

心肌为红或淡红色，脂肪为乳白色或微带红色，形状自然、没有异味的是优质猪心。心肌颜色发暗或发黄，甚至呈现红褐色，脂肪颜色微绿，且有异味的猪心不建议购买。

烹饪做法

1. 党参、黄芪洗净；陈皮洗净，清水浸泡 5~10 分钟，撕条；胡萝卜洗净，切块；猪心切块，汆水洗净。

2. 锅置中火上烧热，倒入油，油热后，加入猪心、胡萝卜、黄酒、盐、党参、陈皮、黄芪，加水煮沸，再用小火煮至汤汁浓稠即可。

膳食建议

虽然党参和黄芪补益元气的功效不及人参，但胜在滋补作用相对平和。党参长于补益脾肺之气，黄芪长于补气升阳、益卫固表。

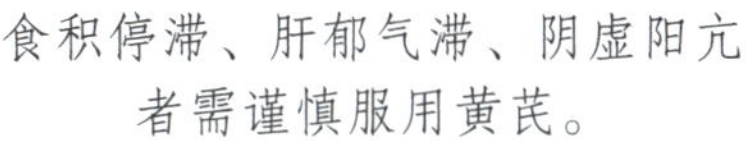

食积停滞、肝郁气滞、阴虚阳亢者需谨慎服用黄芪。

食疗 功效

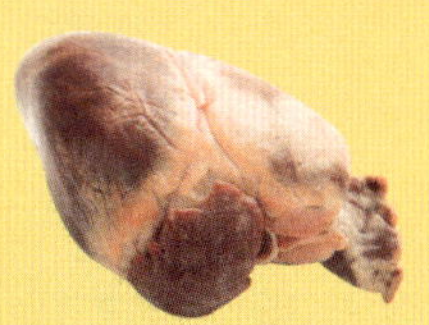

猪心

猪心有养心安神的功效。

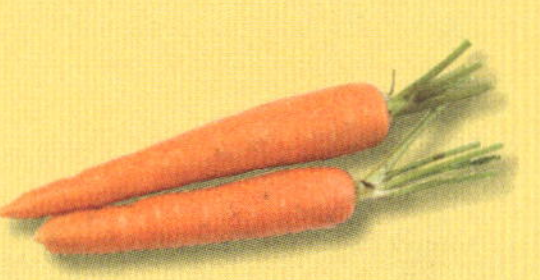

胡萝卜

胡萝卜有抗氧化、延缓衰老、提高机体抗病能力的功效。

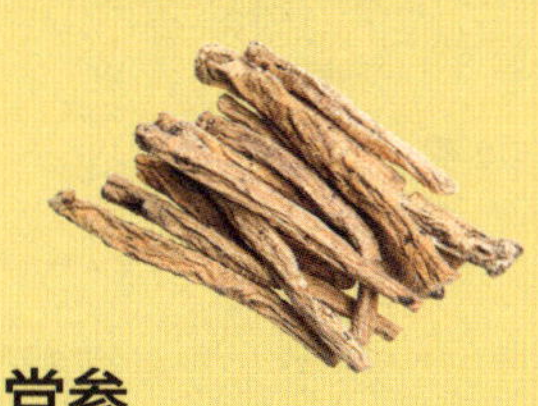

党参

党参味甘，性平，有健脾益肺、养血生津的功效。

小贴士

依据“十八反”歌诀中“诸参辛芍叛藜芦”的说法，党参与藜芦不可同用。

黄芪红茶

黄芪具有补气升阳、健脾补中的功效。红茶则具有温补脾胃的作用。两者结合，可以充分发挥补气健脾的作用，气虚体弱、自汗等情况尤为适用。

原料

红茶 3 克

黄芪 5 克

食材挑选

优质红茶的条索通常较为紧结，色泽乌黑油润。大叶种红茶肥壮紧实，小叶种红茶则条形细紧。

烹饪做法

1. 将黄芪洗净。

2. 用适量清水煮黄芪，煮沸后改小火慢煎 15~20 分钟，关火前 3 分钟加入红茶即可。

膳食建议

此茶饮融合了黄芪的甘甜和红茶的醇厚，不仅能补气升阳，还能利水消肿，调理脾胃虚寒。冬季饮用，暖身又暖心。

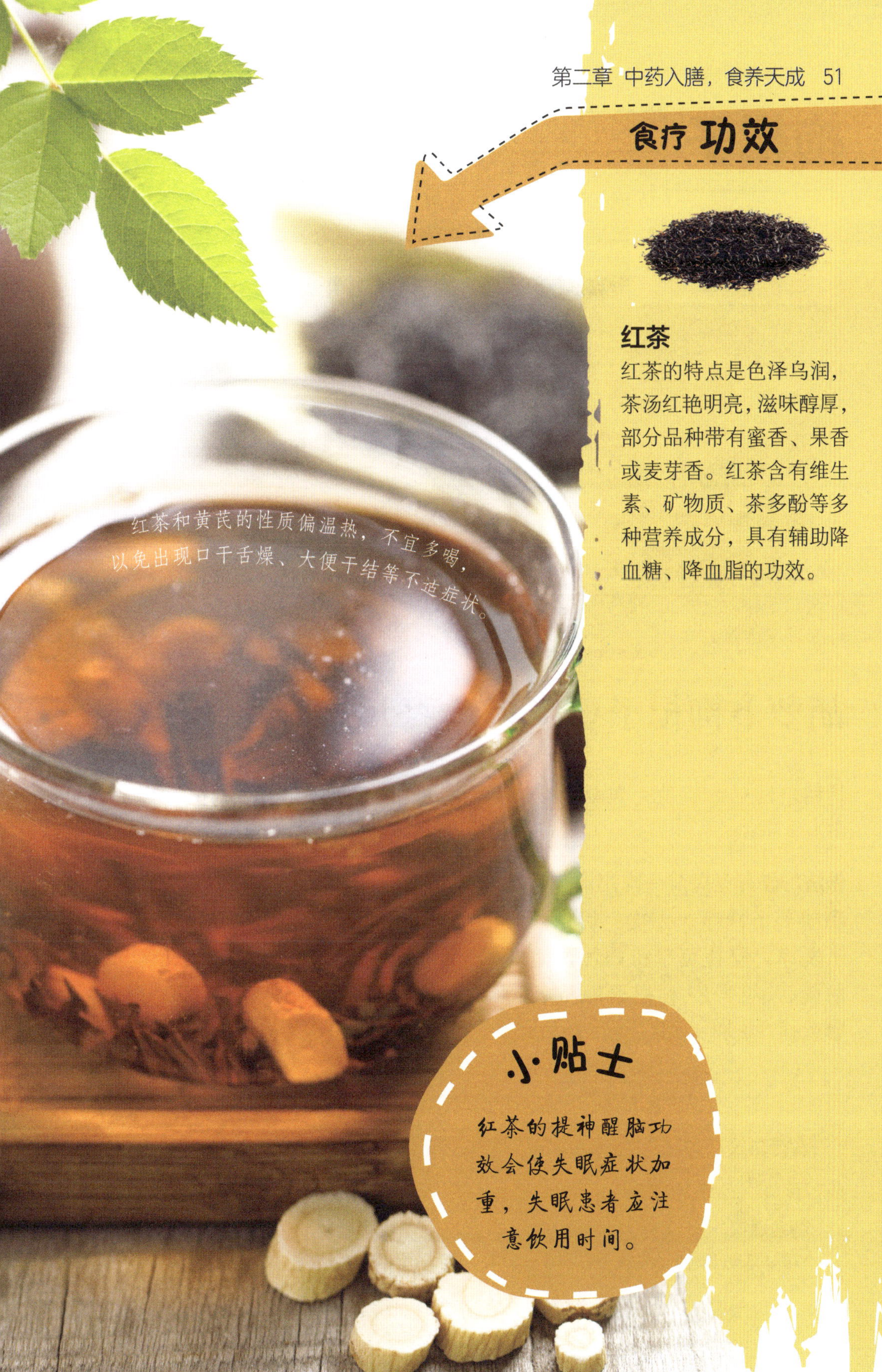

红茶和黄芪的性质偏温热，不宜多喝，以免出现口干舌燥、大便干结等不适症状。

食疗功效

红茶

红茶的特点是色泽乌润，茶汤红艳明亮，滋味醇厚，部分品种带有蜜香、果香或麦芽香。红茶含有维生素、矿物质、茶多酚等多种营养成分，具有辅助降血糖、降血脂的功效。

小贴士

红茶的提神醒脑功效会使失眠症状加重，失眠患者应注意饮用时间。

枸杞子

性味：	味甘，性平。
归经：	肝经、肾经。
功效：	补肝肾、益精血、润肠燥。
贮藏：	置于通风干燥处保存。

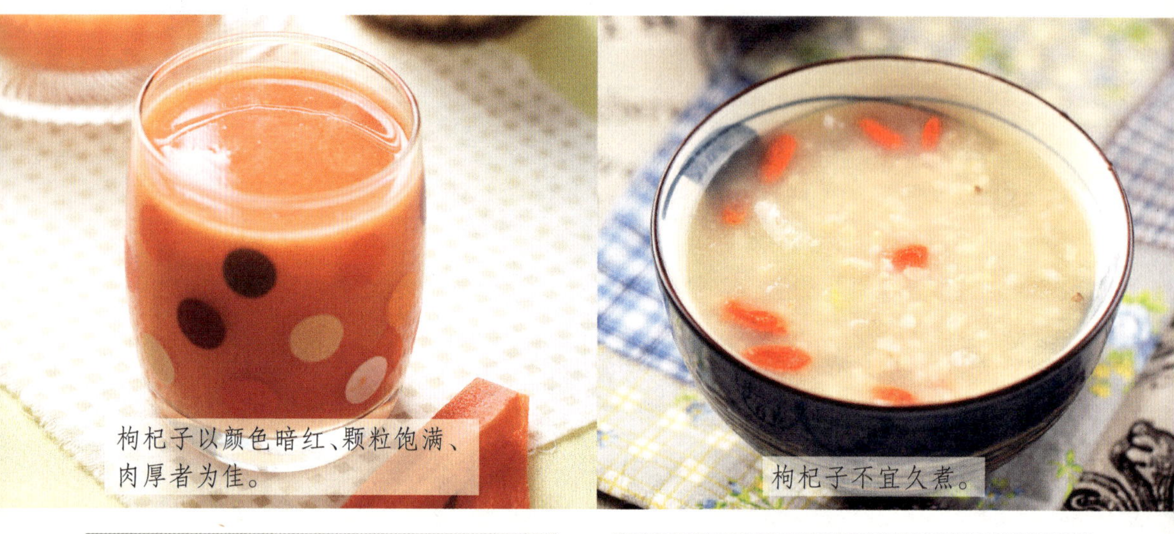

枸杞子以颜色暗红、颗粒饱满、肉厚者为佳。

枸杞子不宜久煮。

胡萝卜枸杞子豆浆

原料： 枸杞子 10 克，黄豆 65 克，胡萝卜 1 根。

做法： ①黄豆提前一晚用清水浸泡。②胡萝卜洗净，去皮，切丁；枸杞子洗净。③往豆浆机内加入泡发好的黄豆、胡萝卜、枸杞子和适量清水。④选择“豆浆”功能，等待自动完成。

食疗功效

滋养肝肾。

膳食建议

胃肠功能较差者要少吃黄豆。

冬瓜枸杞子粥

原料： 冬瓜 150 克，枸杞子 10 克，糙米 100 克。

做法： ①冬瓜连皮洗净，切小块；枸杞子洗净；糙米洗净，清水浸泡 6~8 小时。②锅置火上，放入糙米和适量水，大火烧沸改小火煮 20 分钟，放入冬瓜，再次烧沸后改小火煮至粥稠。③放入枸杞子，略煮片刻即可。

食疗功效

益胃生津。

膳食建议

冬瓜利水，腹泻期间不宜食用。

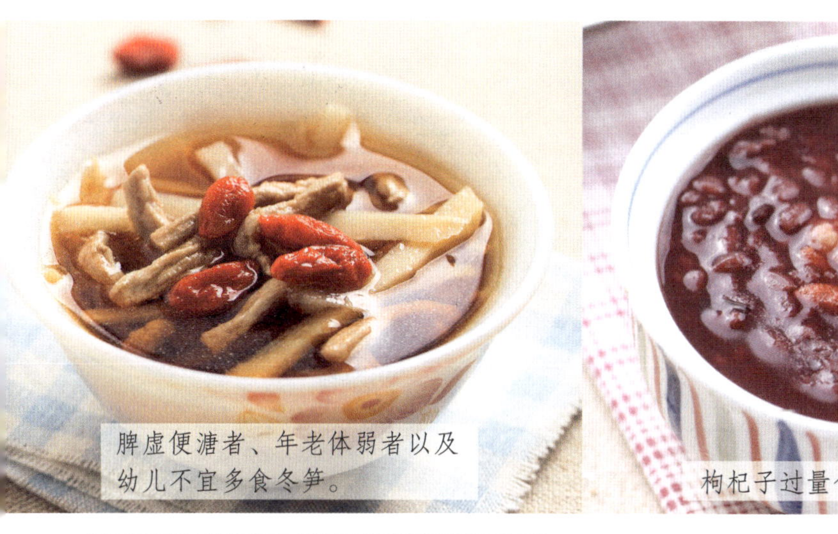

脾虚便溏者、年老体弱者以及幼儿不宜多食冬笋。

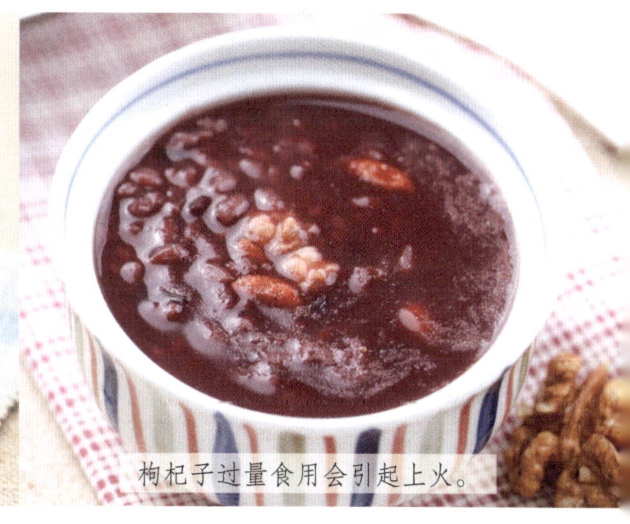

枸杞子过量食用会引起上火。

枸杞子冬笋煲瘦肉汤

原料： 枸杞子10克，冬笋30克，猪瘦肉100克，油、盐、酱油各适量。

做法： ①冬笋剥壳，切丝，放入沸水中焯5分钟，捞出；猪瘦肉洗净，切丝；枸杞子洗净。②油锅烧热，将瘦肉丝和笋丝煸炒一下，加水，大火烧沸后改小火慢煲1小时。③加入枸杞子略煮，调入盐、酱油即可。

食疗功效

滋补肝肾、益气养阴。

膳食建议

痛风患者饮用此汤时，可将冬笋换成冬瓜。

核桃紫米枸杞子粥

原料： 核桃仁30克，紫米80克，枸杞子10克，粳米50克，冰糖适量。

做法： ①紫米洗净，清水浸泡2~3小时；粳米洗净，清水浸泡30分钟；枸杞子洗净。②锅置火上，放入紫米、粳米、核桃仁和适量水，大火烧沸后改小火。③待粥煮熟时，放入枸杞子和冰糖，搅拌至糖溶即可。

食疗功效

健脑补血、养脾胃。

膳食建议

核桃仁要确保新鲜、无变质，并适量食用，以免食用过量导致消化不良。

大枣

性味：	味甘，性温。
归经：	脾经、胃经、心经。
功效：	补中益气、养血安神。
贮藏：	置于干燥处保存。

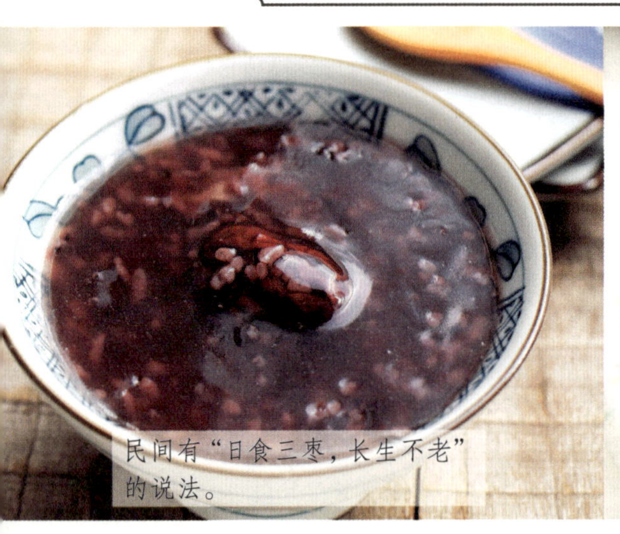

民间有“日食三枣，长生不老”的说法。

黑米大枣粥

原料： 黑米 100 克，大枣 5 颗，冰糖适量。

做法： ❶黑米洗净，用清水浸泡 4 小时；大枣洗净，去核。❷将黑米放入锅中，倒入水。❸水开后放入大枣，煮 40 分钟，待黑米软烂、粥黏稠时放入冰糖搅拌。❹关火后，闷 10 分钟左右出锅即可。

食疗功效

滋阴补肾。

膳食建议

黑米又被称为“药米”“长寿米”，可常食，但要注意单次食用不可过量。

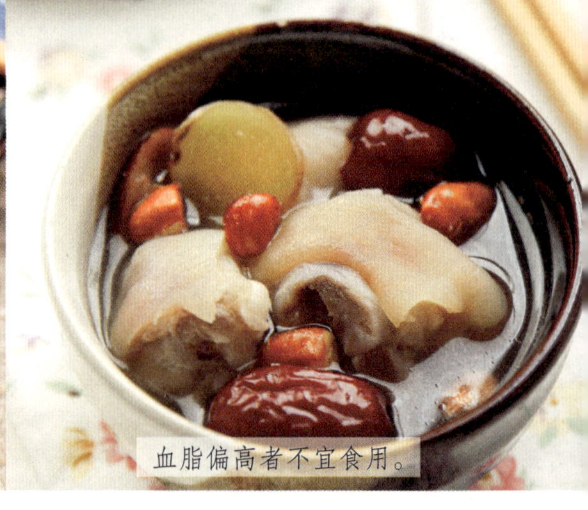

血脂偏高者不宜食用。

大枣花生炖猪蹄

原料： 花生仁 30 克，生姜 6 克，猪蹄 1 只，大枣 5 颗，盐适量。

做法： ❶猪蹄洗净，剁成块，冷水浸泡 2 小时后，冷水下锅汆 5 分钟，捞出后用温水冲洗干净。❷生姜切片；花生仁和大枣洗净。❸将猪蹄放入锅中，倒入清水，水开后放入生姜片、大枣和花生仁，继续小火炖煮 1 小时后加盐关火，闷 2 分钟后出锅即可。

食疗功效

补虚损、填肾精。

膳食建议

猪蹄中脂肪含量较高，不可多食。

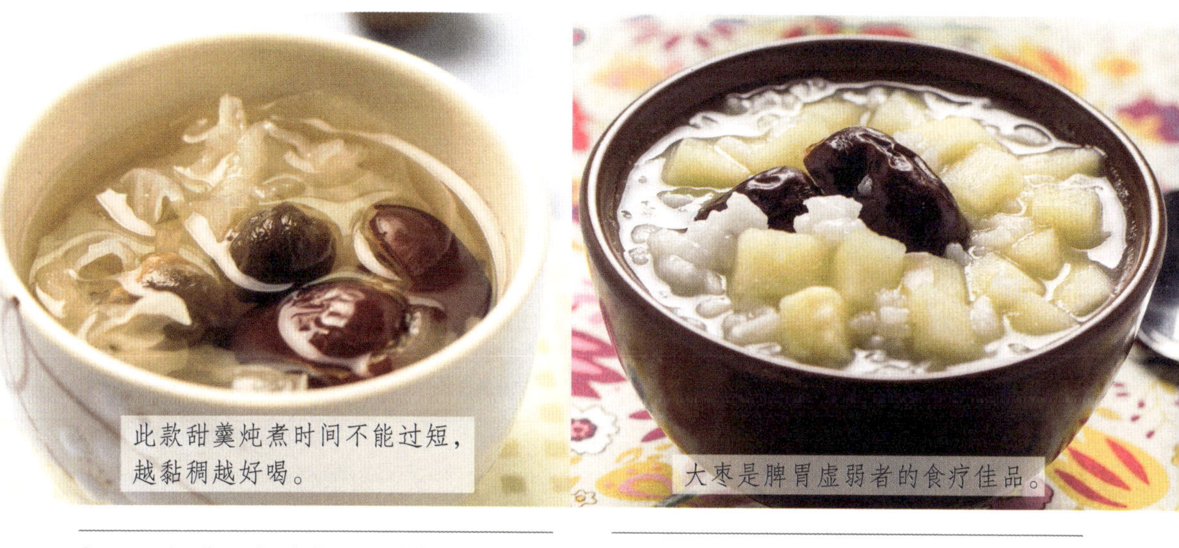
此款甜羹炖煮时间不能过短，越黏稠越好喝。

大枣是脾胃虚弱者的食疗佳品。

银耳大枣桂圆羹

原料： 干桂圆 25 克，大枣 5 颗，莲子 30 克，银耳 5 克，冰糖适量。

做法： ❶银耳用水泡发后，洗净，撕成小块；大枣洗净；干桂圆去壳取肉，洗净；莲子洗净，清水浸泡 2~4 小时。❷银耳和莲子放入锅中，加水煮开后转小火煮约 40 分钟至银耳出胶。❸放入大枣和桂圆肉，小火煮约 20 分钟后加入冰糖，搅拌均匀，出锅即可。

食疗功效

补中益气、养血安神。

膳食建议

桂圆、大枣可能加重内热，阴虚火旺者不可多食。

大枣苹果粥

原料： 粳米 100 克，苹果 1 个，大枣 5 颗，白糖适量。

做法： ❶苹果去皮，去核，切小块；大枣洗净，去核；粳米洗净，浸泡 30 分钟。❷锅置火上，放入粳米和适量水，大火烧沸后改小火，放入大枣。20 分钟后，放入苹果块，粥煮熟时，放入白糖，搅拌均匀即可。

食疗功效

健脾益胃、益气养血。

膳食建议

苹果富含膳食纤维，有助于促进肠道蠕动，适合便秘者食用。

莲子

性味：	味甘、涩，性平。
归经：	脾经、肾经、心经。
功效：	补脾止泻、益肾涩精、养心安神。
贮藏：	置于干燥处保存。

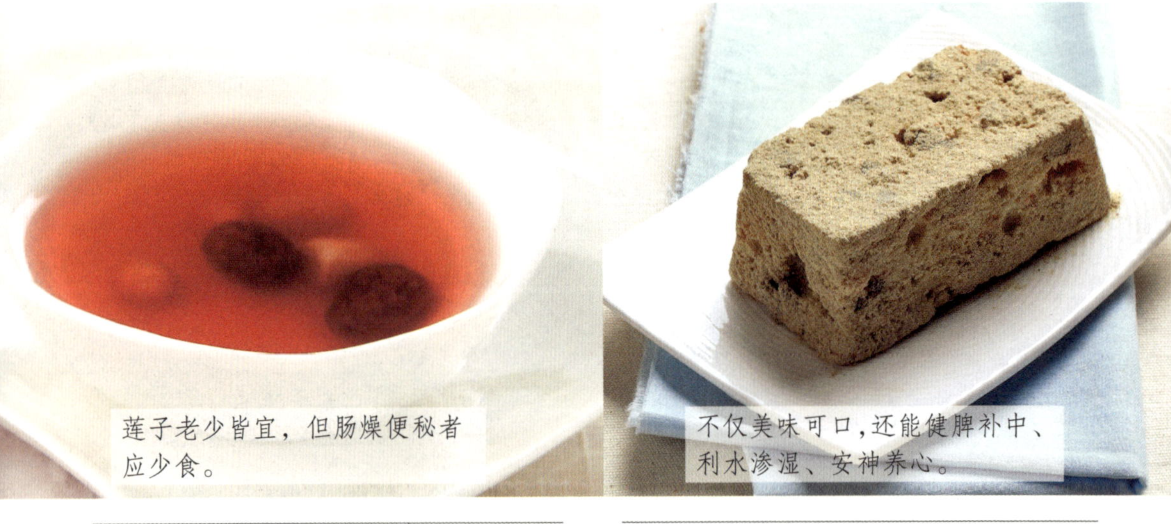

莲子老少皆宜，但肠燥便秘者应少食。

不仅美味可口，还能健脾补中、利水渗湿、安神养心。

大枣莲子汤

原料： 莲子 10 克，大枣 5 颗，冰糖适量。

做法： ❶莲子清水浸泡 2~4 小时；大枣洗净。❷锅置火上，加入莲子、大枣和适量水，大火烧沸后改小火炖煮 1 小时。❸待莲子软烂，加入冰糖略煮即可。

食疗功效

补气养血、健脾益胃。

膳食建议

新鲜莲子肉质细嫩，口感清甜，可以直接生吃。但需要确保莲子已经成熟且未变质。

莲子茯苓糕

原料： 糯米 100 克，莲子 20 克，茯苓 20 克，麦门冬 10 克，桂花 10 克，面粉适量，白糖适量。

做法： ❶莲子清水浸泡 2~4 小时，切碎；糯米、茯苓、麦门冬、桂花洗净，磨成末，与白糖、面粉、莲子碎混合，加适量清水揉成面团。❷将面团切成小份制成糕坯，放入蒸锅中，大火蒸 20 分钟左右即可。

食疗功效

健脾补中、养心安神。

膳食建议

过量食用糯米可能导致血糖升高，糖尿病患者或需要控制体重者应适量食用。

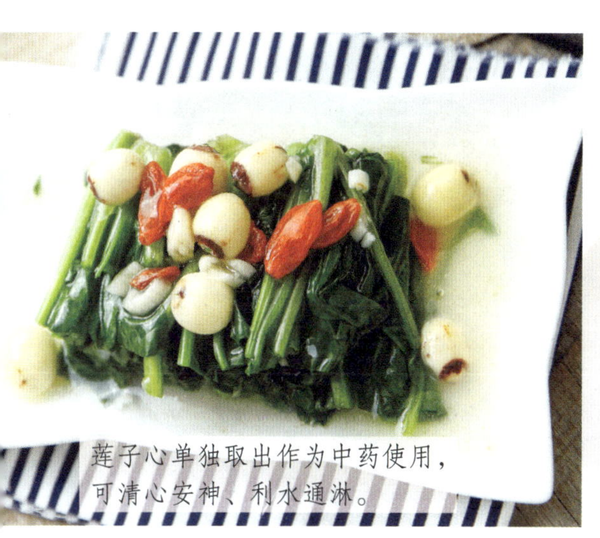
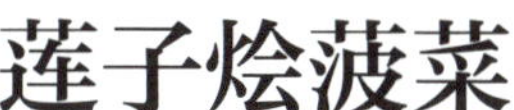
莲子心单独取出作为中药使用，可清心安神、利水通淋。

莲子烩菠菜

原料： 菠菜200克，莲子50克，枸杞子、大蒜、油、盐各适量。

做法： ❶莲子清水浸泡2~4小时；枸杞子洗净；菠菜洗净，放入沸水中焯烫后捞出装盘；大蒜去皮，拍扁，切碎。❷锅中倒油烧热，爆香大蒜，放入莲子，加水，用中火煮至莲子熟烂，放入枸杞子略煮片刻，加盐盛出，倒在焯好的菠菜上即可。

食疗功效

养心安神、健脾益胃。

膳食建议

菠菜中含有较多的草酸，食用前用沸水焯一下，可以去除草酸并减少涩味。

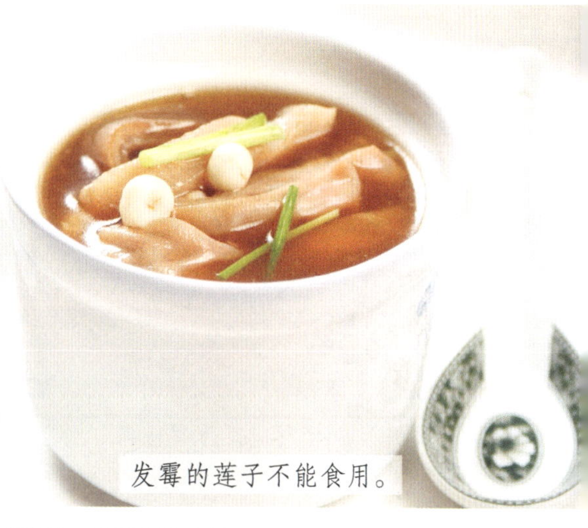
发霉的莲子不能食用。

莲子炖猪肚

原料： 猪肚1个，莲子20克，香菜5克，盐、面粉各适量。

做法： ❶莲子清水浸泡2~4小时；香菜洗净，切段；猪肚用面粉清洗干净，冷水下锅煮至水开，捞出，去杂质，洗净，切成条。❷锅中倒水，放入猪肚、莲子，大火煮10分钟，改小火炖1.5~2小时，加盐和香菜，盛出即可。

食疗功效

补虚益气。

膳食建议

高脂血症和高尿酸血症患者应少食或不食猪肚。

丁香

性味：	味辛，性温。
归经：	脾经、胃经、肺经、肾经。
功效：	温中降逆、补肾助阳。
贮藏：	置于阴凉干燥处保存。

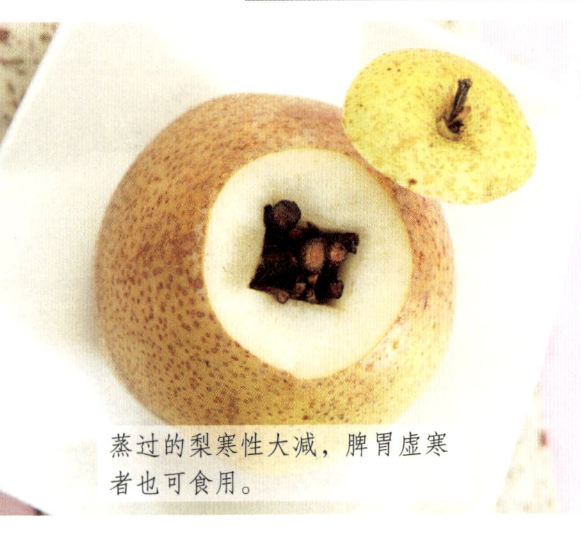

蒸过的梨寒性大减，脾胃虚寒者也可食用。

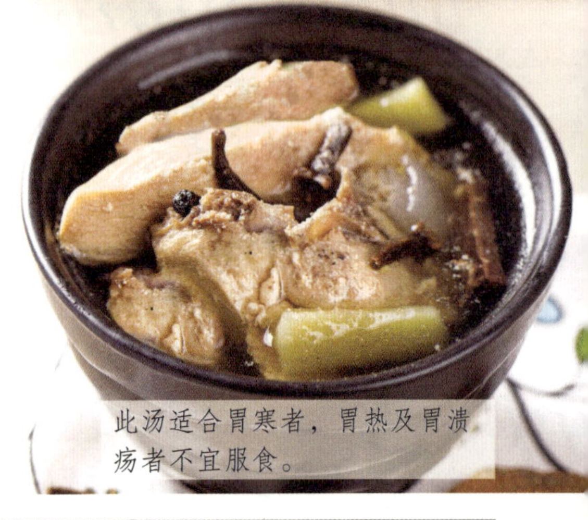

此汤适合胃寒者，胃热及胃溃疡者不宜服食。

丁香梨

原料： 梨1个，丁香2克，冰糖适量。

做法： ❶将梨冲洗后削去顶部果蒂和底部凹陷处，中间掏洞，丁香洗净塞入洞中，再把梨装在盅内。❷盅口封严，放入蒸笼内蒸约30分钟。❸冰糖放入锅中，加适量水，熬成糖汁。❹取出梨盅后，将梨放在盘子上，浇上冰糖汁即可。

食疗功效

理气化痰、降逆止呕。

膳食建议

丁香不可与郁金同服。

丁香肉桂母鸡汤

原料： 丁香3克，肉桂5克，陈皮3克，草豆蔻5克，砂仁3克，生姜5克，葱8克，母鸡半只，白胡椒、盐、油各适量。

做法： ❶丁香、肉桂、草豆蔻、陈皮、砂仁洗净，放锅内加水煎取药汁。❷母鸡洗净，斩件；葱切段；生姜切片。❸油锅下葱段、生姜片爆香，加入鸡肉、药汁、盐和白胡椒，炖至鸡肉熟烂即可。

食疗功效

温中散寒、暖胃止痛。

膳食建议

老母鸡炖出的鸡汤更美味。

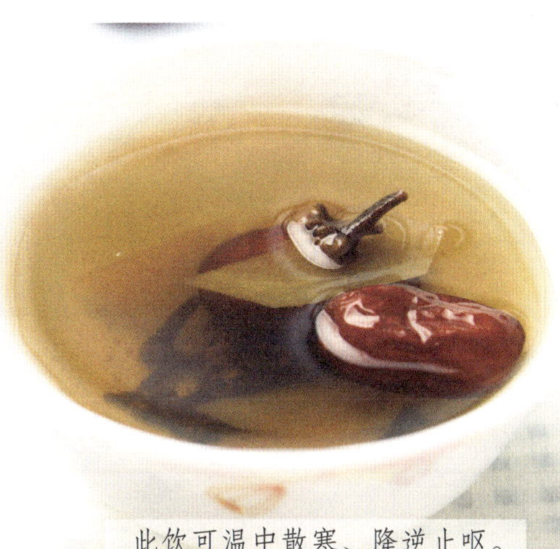

此饮可温中散寒、降逆止呕。

丁香生姜枣饮

原料： 大枣5颗，丁香3克，生姜6克。

做法： ❶大枣洗净；生姜洗净后切片。❷将大枣和生姜片放入砂锅中，锅中加水，大火煮沸后转用小火煨30分钟。❸关火后加入丁香，闷10分钟即可。

食疗功效

温中养血、健脾和胃。

膳食建议

丁香不宜与生冷、油腻、辛辣的食物同食。

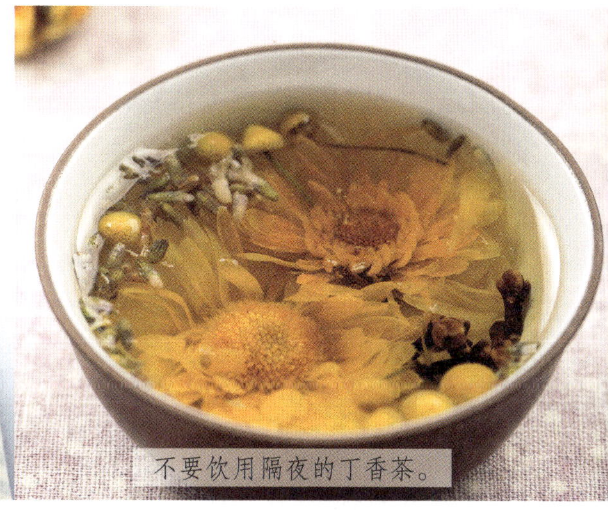

不要饮用隔夜的丁香茶。

洋甘菊丁香茶

原料： 丁香3克，薰衣草1克，洋甘菊3朵，金盏菊2朵。

做法： 将所有茶材一起放入杯中，冲入沸水浸泡，稍待几分钟即可饮用。

食疗功效

舒缓放松、开胃助消化。

膳食建议

此茶孕妇禁用，气喘患者慎用。

陈皮

性味：味苦、辛，性温。
归经：肺经、脾经。
功效：理气健脾、燥湿化痰。
贮藏：置于阴凉干燥处保存。

陈皮以广东江门新会所产为佳，存期足三年者为上品。

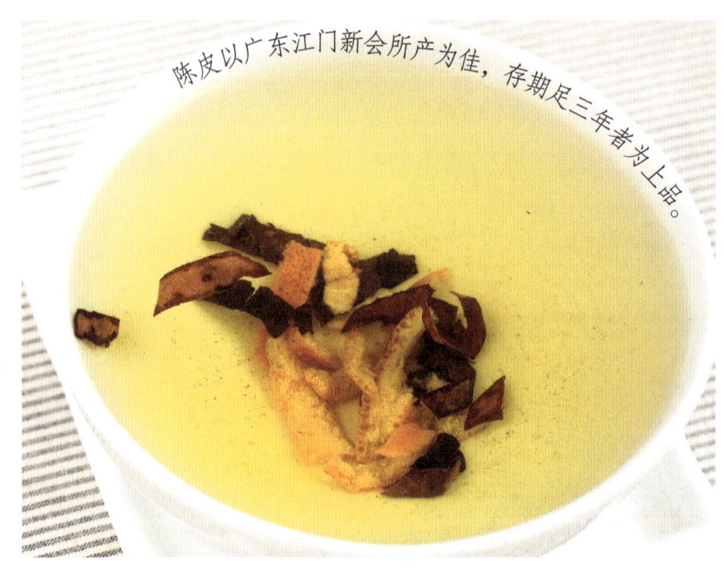

枇杷陈皮汤

陈皮具有燥湿化痰的作用，能辅助缓解肺部不适，与枇杷叶合用可加强润肺下气的效果。

原料

枇杷叶 6 克

陈皮 10 克

蜂蜜适量

做法

❶枇杷叶洗净；陈皮洗净，清水浸泡 5~10 分钟，撕条。❷将枇杷叶和陈皮放入砂锅中，加适量水，大火煮沸后转小火煲 15 分钟，待汤晾至微温，加蜂蜜调味即可。

优质陈皮外表呈棕褐色至深褐色，内表面呈古红色、棕红色或棕黄色。

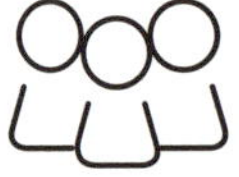

适用人群

肺燥咳嗽、脾胃气滞者

食疗功效

润肺清热、止咳化痰

膳食建议

胃酸较多者不宜食用陈皮。

冬瓜陈皮汤

冬瓜陈皮汤结合了冬瓜和陈皮的多种功效，可清热解毒、利尿消肿、降脂减肥、健脾开胃，对改善体质、增强免疫力等方面也有一定的积极作用。

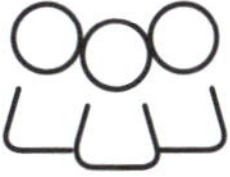

适用人群

脾虚痰湿、水肿者

食疗功效

健脾理气、利水消肿

膳食建议

冬瓜富含膳食纤维，能促进胃肠道蠕动，加快食物消化，便溏腹泻者宜少食。

原料

冬瓜 200 克

陈皮 5 克

香菇 5 朵

盐适量

做法

❶冬瓜去皮，洗净，切块；陈皮洗净，用清水浸泡 5~10 分钟，撕条。❷香菇去蒂，清水泡发，洗净，切花刀。❸冬瓜、陈皮和香菇放入砂锅中，加入适量清水，大火煮沸转小火煲 30 分钟，加盐调味即可。

陈皮有促进消化、增加食欲等作用。

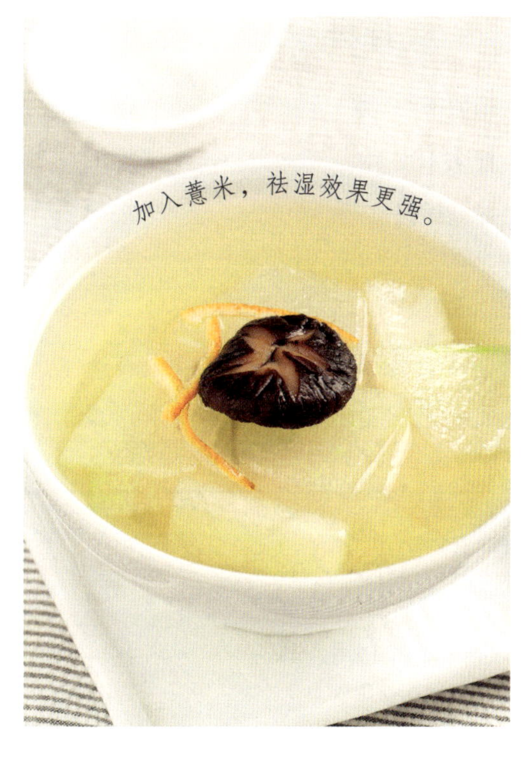

山楂

性味：味酸、甘，性微温。
归经：脾经、胃经、肝经。
功效：消食健胃、化浊降脂。
贮藏：置于通风干燥处保存。

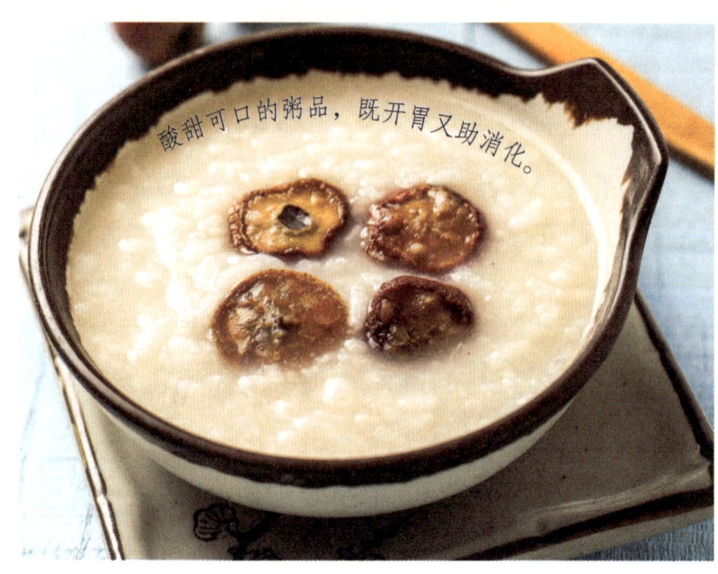

山楂粥

山楂粥可健胃消食，对消化不良症状有缓解作用。

原料

山楂干 10 克
粳米 100 克
冰糖适量

做法

❶粳米洗净，浸泡 30 分钟；山楂干洗净。❷锅中加适量水，大火煮开，放入山楂干、粳米煮至滚时稍微搅拌，再改中小火熬煮 30 分钟，最后加入冰糖煮溶即可。

山楂核较硬，不可食用，煮粥前应去除山楂核。

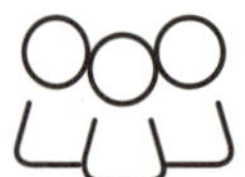

适用人群

消化不良、便秘者

食疗功效

开胃消食、降低血脂

膳食建议

山楂炒焦后食用，健胃消食的功效更强。

山楂莲藕片

山楂消食开胃，莲藕清热，此道凉菜清热开胃，味道好。

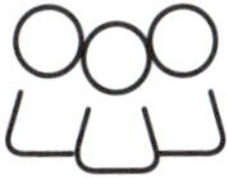

适用人群

积食、体内有热者

食疗功效

清热生津

膳食建议

山楂中的脂肪酶，能促进脂肪的分解，可辅助减脂。

原料

莲藕 50 克

鲜山楂 30 克

冰糖适量

盐适量

做法

❶鲜山楂洗净，去核，放入锅中，加入冰糖和适量水，大火烧开后转小火熬煮，煮至汤汁浓稠后关火，加入少许盐，搅匀即成山楂酱。❷莲藕洗净，去皮，切薄片，放入沸水中焯 2 分钟，捞出，过凉水，沥干水分，装盘，倒入煮好的山楂酱，搅拌均匀即可。

脾胃虚弱者不宜多吃山楂，空腹不宜吃山楂。

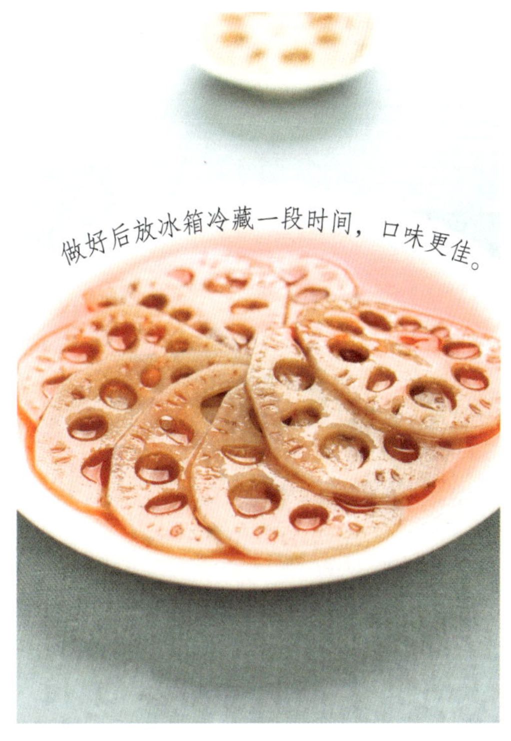

做好后放冰箱冷藏一段时间，口味更佳。

山药

性味：	味甘，性平。
归经：	脾经、肺经、肾经。
功效：	补脾养胃、生津益肺、补肾涩精。
贮藏：	置于通风干燥处保存。

山药五彩虾仁

虾中丰富的氨基酸易被人体吸收，适量食用可补充营养、增强机体免疫力。此道佳肴色香味俱全，营养丰富，老少皆宜。

原料

虾 100 克
荷兰豆 20 克
山药半根
胡萝卜半根
盐适量
油适量

食材挑选

优质的山药表皮应呈淡黄色或自然色泽，表面光滑，无明显的凹陷或突起，也没有明显的损伤和斑点。

烹饪做法

1. 将胡萝卜、山药去皮，洗净，切成条；荷兰豆洗净，切段，焯水；虾去壳，去虾线，洗净。

2. 热锅放油，先放入胡萝卜、山药、荷兰豆翻炒一下，再加入虾仁同炒，最后放盐翻炒均匀，盛出即可。

膳食建议

便秘者、湿盛中满或有积滞者、湿热实邪者应少食山药。

食疗功效

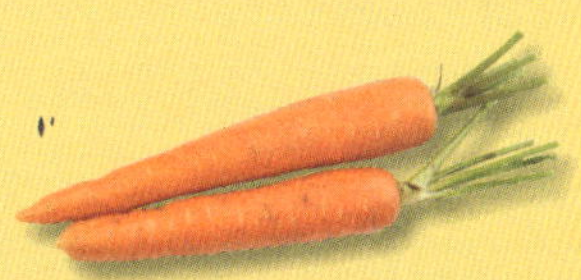

胡萝卜

胡萝卜中的维生素对视力有一定的保护作用。

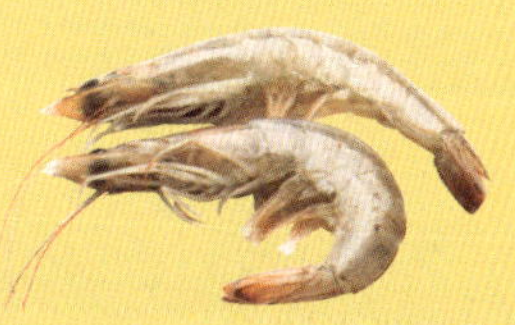

虾

虾营养价值高，具有补肾壮阳、益气通乳的功效。

山药是常见的药食同源之品，可益肾气、健脾胃、化痰涎、润皮毛。

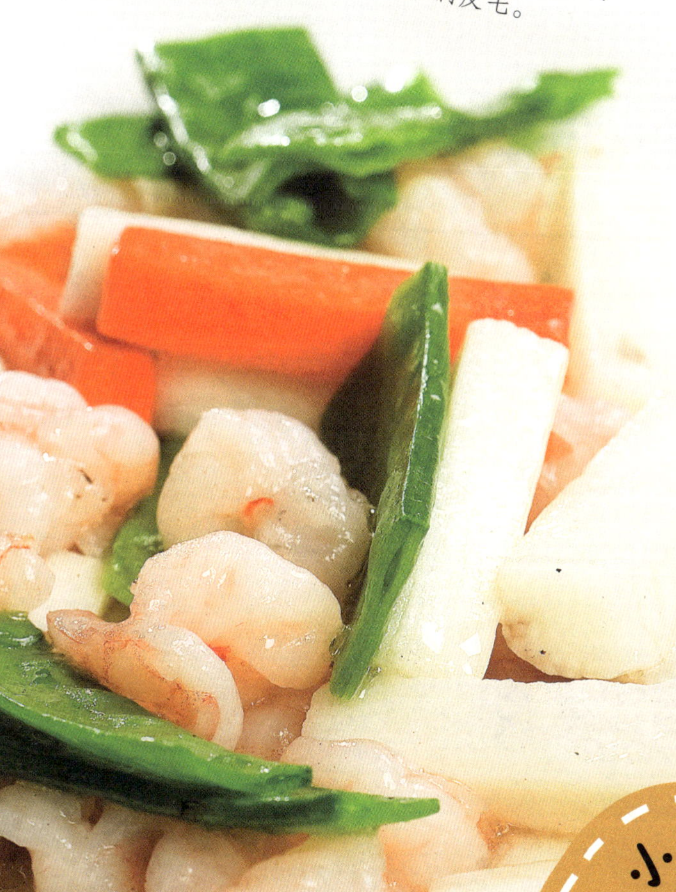

小贴士

虾不宜和葡萄、石榴、山楂、柿子等含有鞣酸的水果同食。

花生山药粥

山药富含碳水化合物、氨基酸、维生素及微量元素等营养物质，能够为机体补充所需营养，有补气血的作用。

原料

粳米 50 克

山药 1 根

花生仁 10 克

食材挑选

花生首选颜色分布均匀、果仁饱满、形态完整且大小均匀的。避免选择呈黄褐色或黑褐色、果仁发软的霉变花生，这些花生可能含有黄曲霉毒素，对人体健康有害。

烹饪做法

1. 花生仁洗净；山药去皮，洗净，切滚刀块；粳米洗净，清水浸泡 30 分钟。

2. 锅置火上，放入花生仁、粳米和适量水，大火烧沸后改小火熬煮。

3. 待粥煮至软烂，倒入山药，继续煮 10 分钟即可。

膳食建议

山药归脾经、肺经、肾经，对脾、肺、肾这三个脏腑的补益效果较好。因此当这三个脏腑有虚损情况时，适量食用山药可以起到调理的作用。

食疗功效

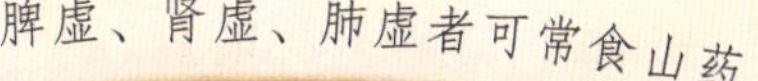

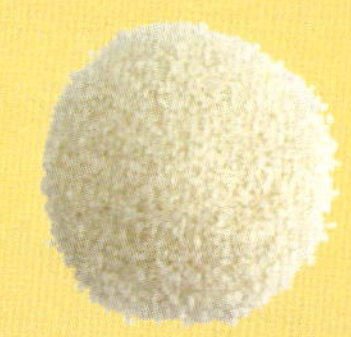

粳米

粳米有补中益气、健脾和胃、除烦渴、止泻痢的功效。

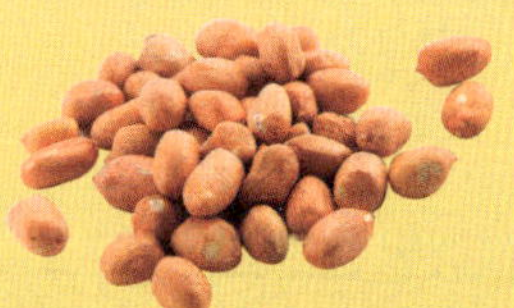

花生

花生有增强记忆、延缓脑功能衰退、润肠通便等功效。

小贴士

此道粥膳适合阳虚、气虚体质者食用。

剁椒山药

这道膳食结合了剁椒的辛辣与山药的甘甜，能够开胃健脾、促进食欲。

原料

山药1根
剁椒适量
盐适量
葱花适量
油适量

温馨提示

剁椒味辣咸鲜，口感偏重，应依个人口味调节用量。

烹饪做法

1. 山药去皮，洗净，切条，放锅里蒸熟后装盘。

2. 锅中烧油，倒入剁椒，加盐，加少许水翻炒，倒在山药上，撒上葱花即可。

膳食建议

将淮山药或铁棍山药蒸熟后，还可以蘸果酱或白糖食用，简单又健康。

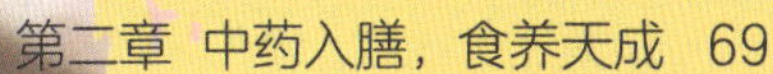

食疗 功效

胃肠功能较弱者不宜多食剁椒。

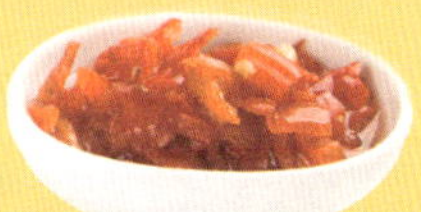

剁椒

剁椒可以买成品，也可以自己在家制作。其味道浓郁，香辣爽口，偶尔食用即可，不可经常食用或过量食用，以免对身体不利。

小贴士

山药去皮时容易引起皮肤过敏，最好戴上手套。

桂花紫山药

桂花健脾开胃，山药补脾养胃，两者合用可改善食欲不振、消化不良的情况。另外，桂花中的抗氧化成分与山药中的多糖可协同增强机体免疫力，适合体质虚弱者食用。

原料

山药半根

紫甘蓝 40 克

糖桂花适量

食材挑选

新鲜的紫甘蓝颜色鲜艳且有光泽，而不新鲜的紫甘蓝颜色则比较暗淡，缺乏光泽。

烹饪做法

1. 山药洗净，上蒸锅蒸熟，晾凉后去皮，切条；紫甘蓝洗净切碎，用榨汁机榨成汁。

2. 将山药在紫甘蓝汁里浸泡至均匀上色，浇上糖桂花即可。

膳食建议

桂花、紫甘蓝、山药还可搭配粳米煮粥，桂花可增添香气和功效，紫甘蓝汁可增添色彩，还能提供丰富的营养成分。

此菜品颜色好看，营养丰富，具有补脾养胃、助消化的作用。

食疗功效

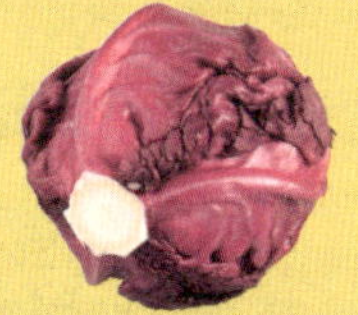

紫甘蓝

紫甘蓝含有花青素、维生素C、膳食纤维等营养成分，可美容养颜、消食通便。

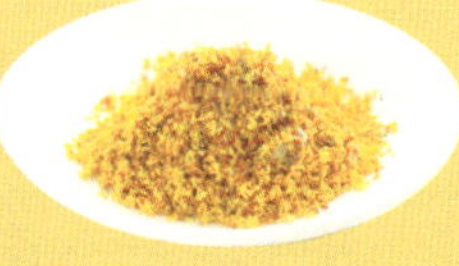

桂花

桂花有祛痰止咳、行气止痛、活血化瘀的功效。

小贴士

桂花与热性食物同食可能导致上火。

梅子山药

芒种时节吃点冰镇的梅子山药，不仅解暑，还有利于增强脾胃的消化吸收功能。但多食损齿，易伤脾胃。

原料

山药100克

梅子2颗

白醋适量

白糖适量

食材挑选

优质的梅子通常果形饱满，没有残缺，表面无刮痕、损伤或虫蛀痕迹。避免选择肉质过硬或过软的梅子，前者可能过生，口感酸涩；后者则可能过熟，影响风味。

烹饪做法

1. 在碗中放白糖、白醋、梅子，加温水拌匀。

2. 山药去皮，洗净，蒸熟后切片，放入装梅子的碗中，浸泡1小时后，放入冰箱冷藏1小时即可。

膳食建议

梅子可以鲜食，也可以制作梅子茶、梅子酒、果脯等。但是，梅子不宜多吃，多吃对牙齿不利，并且容易引起胃胀、胃痛等不适症状。

食疗功效

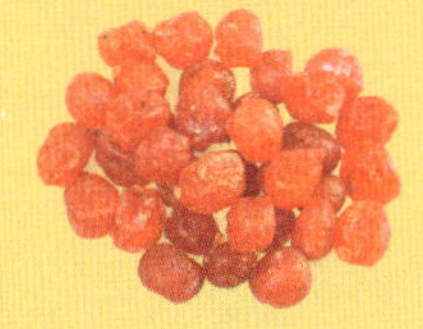

梅子

梅子含有多种有机酸、维生素、黄酮和碱性矿物质等人体所必需的营养物质，具有敛肺止咳、涩肠止泻、生津止渴的作用。

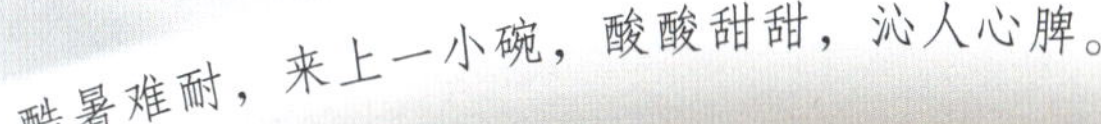

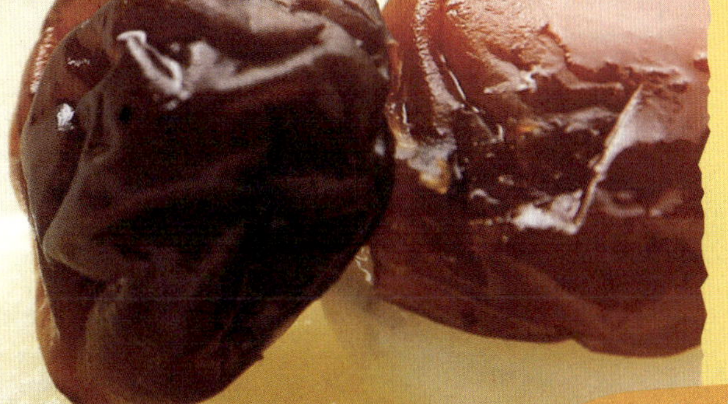

小贴士

梅子被誉为“凉果之王”，是天然绿色保健食品。

桂圆

性味：味甘，性温。

归经：心经、脾经。

功效：补益心脾、养血安神。

贮藏：置于通风干燥处保存。

秋冬时节，餐桌上少不了这道热气腾腾的滋补汤。

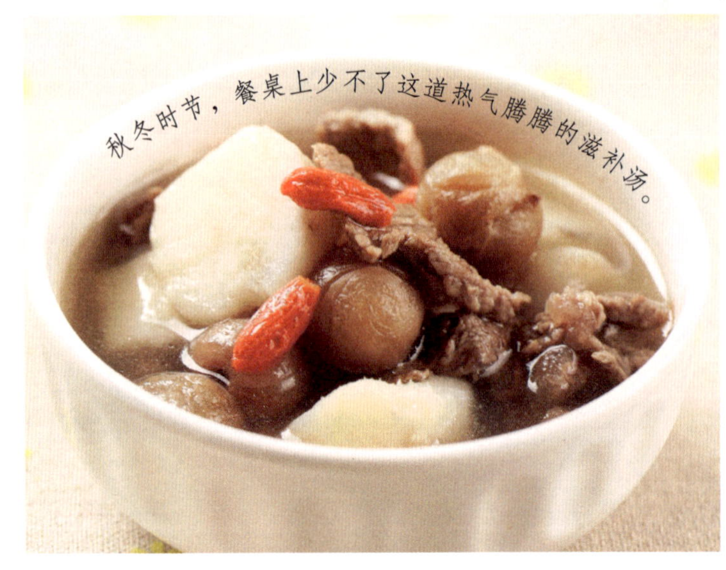

枸杞桂圆煲牛肉

这道药膳既可益心气，又能补脾气，可供全家日常滋补食用，有强体暖胃、补心安神的功效。

原料

牛肉 150 克
山药半根
鲜桂圆 20 克
枸杞子 5 克
生姜 8 克
葱 5 克
盐适量
油适量

做法

❶牛肉洗净，切块，焯水；山药洗净，去皮，切块；生姜洗净，切片；葱切成长段；鲜桂圆去壳取肉。

❷油锅烧热，放入生姜片、葱段爆香，加入牛肉、山药、桂圆肉和适量清水，大火烧沸后转小火煲 2 小时，待牛肉煮烂后，加入盐和枸杞子，再煮 5 分钟即可。

中医理论中，鲜桂圆通常被视作水果，干桂圆则多作药用。在进行食疗时，宜优先选用干桂圆。

适用人群

气虚体乏者

食疗功效

滋补肝肾

膳食建议

桂圆多食容易引起上火，煮粥、炖汤时放几颗桂圆即可。

桂圆大枣杏仁汤

桂圆和大枣能够改善贫血状况，促进血液循环。杏仁和大枣中的抗氧化物质可在一定程度上延缓皮肤衰老，保持皮肤弹性。

适用人群

气虚、血淤体质者

食疗功效

补气养血、抗衰老

膳食建议

过量食用杏仁可能导致消化不良、头晕、心慌等症状，应适量食用。

原料

杏仁 15 克

干桂圆 10 克

枸杞子 10 克

大枣 8 颗

红糖适量

做法

❶杏仁洗净，沥干水分；干桂圆去壳取肉；枸杞子洗净；大枣洗净，去核。❷杏仁、桂圆肉、大枣和枸杞子放入砂锅中，加入适量清水，大火煮沸转小火煲 30 分钟，加红糖调味即可。

桂圆大枣杏仁汤适合女性在经期喝，能补气血、暖肠胃。

体内有火、气滞有痰者慎用桂圆。

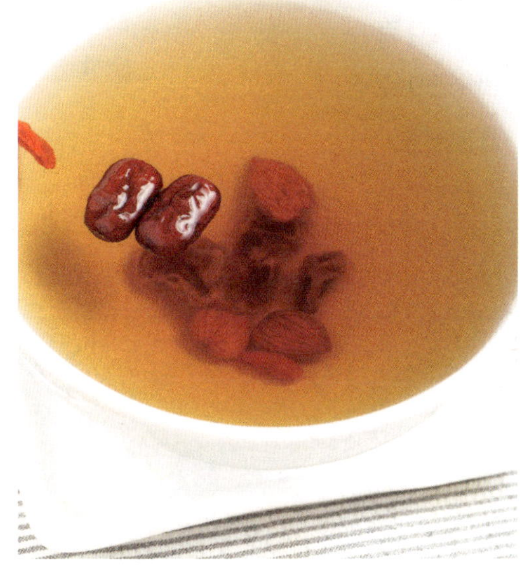

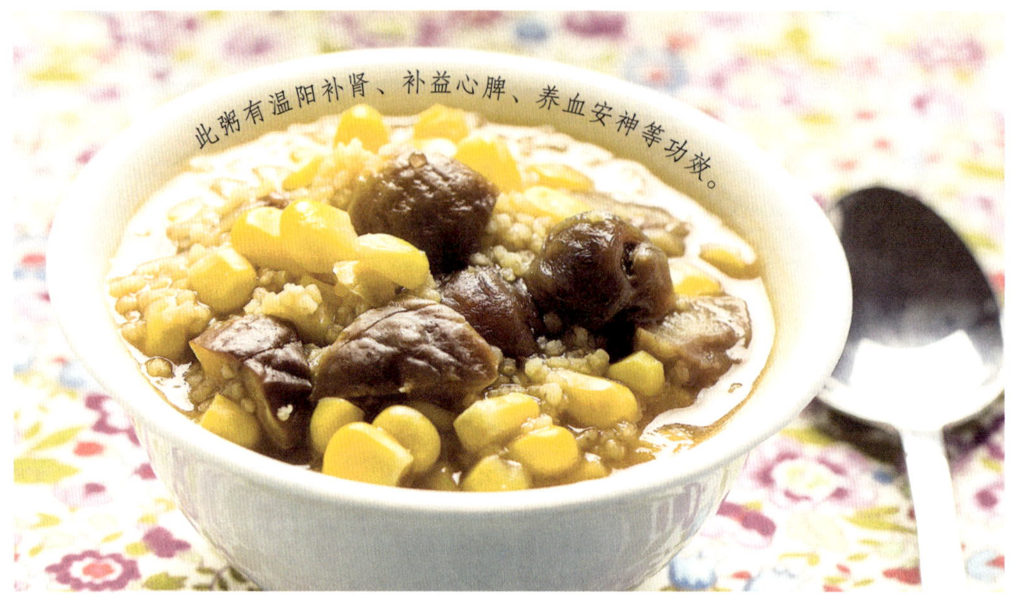

桂圆栗子粥

桂圆和栗子都富含多种营养物质，可以起到滋阴养颜、延缓衰老的作用。

原料

玉米粒 20 克

干桂圆 20 克

栗子 20 克

小米 50 克

红糖适量

做法

❶玉米粒、小米分别洗净，小米用清水浸泡 20~30 分钟；栗子、干桂圆去壳取肉。❷上述材料放入锅中，加水，大火烧沸后改小火，熬煮成粥。❸待粥熟时，放入红糖，搅拌均匀即可。

栗子外壳坚硬，先用刀在壳上划一刀或划十字口，然后放入沸水中煮几分钟，这样更容易去壳。

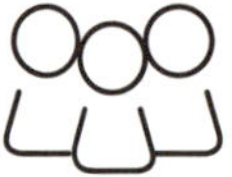

适用人群

气虚体质者

食疗功效

养胃健脾、补肾强筋

膳食建议

一次性吃太多栗子会增加胃肠负担，应适量食用，避免过量。

桂圆莲子八宝粥

桂圆益心脾、补气血。莲子补脾止泻、调经止带、益肾涩精、养心安神。此粥有补气、养血、安神的作用。

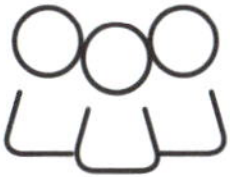

适用人群

心脾两虚、气血两伤者

食疗功效

补气养血、安神助眠

膳食建议

红小豆有利尿作用，尿多者应适量食用，以免加重尿频症状。

原料

银耳 10 克	糯米 50 克
莲子 20 克	花生仁 10 克
干桂圆 10 克	核桃 2 个
红小豆 50 克	大枣 2 颗
薏米 50 克	冰糖适量

做法

❶银耳用温水泡开，去蒂，撕成小朵；莲子去心，清水浸泡 2~4 小时；干桂圆去壳取肉；核桃去壳取仁；糯米、薏米、红小豆洗净，提前泡发；大枣洗净。❷将除冰糖外的所有材料，放入高压锅中，再放入适量清水，煮熟，最后加冰糖拌匀即可。

消化功能较差者不宜食用过多，以免加重胃肠负担，引起消化不良。

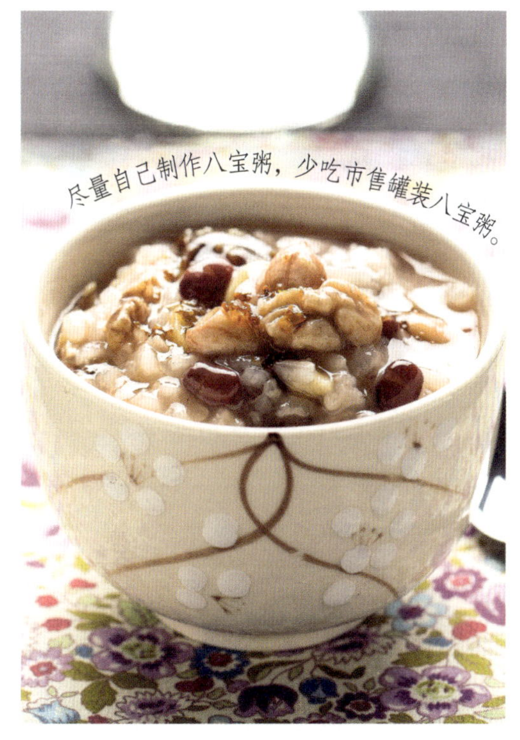

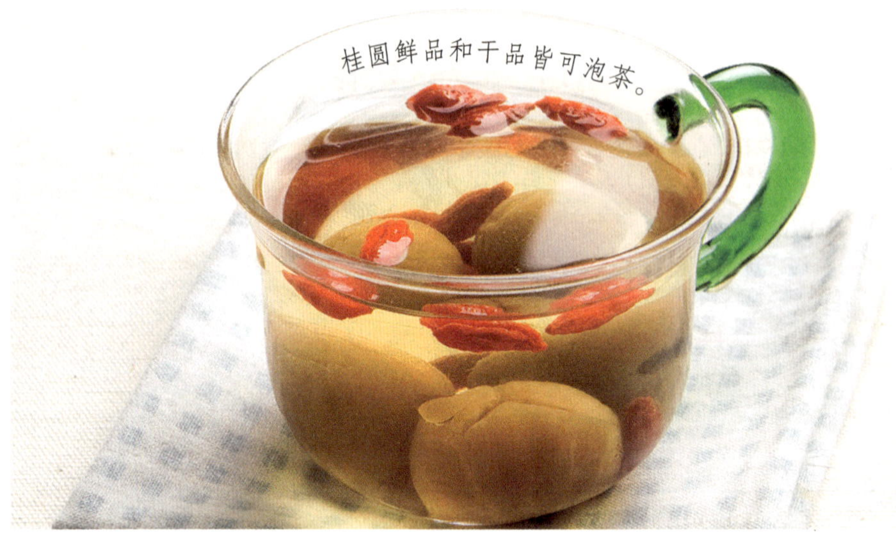

杞圆养心茶

桂圆和枸杞子都富含多种抗氧化物质，可以起到抗衰老的作用。

原料

鲜桂圆 10 克

枸杞子 15 克

红糖适量

做法

1. 鲜桂圆去壳；枸杞子洗净。2. 锅内放水，放入桂圆肉，大火煮开之后，转小火慢炖 20~30 分钟。3. 加入红糖、枸杞子，煮出香甜味即可。

对桂圆过敏者要禁食桂圆。

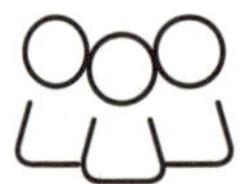

适用人群

气血亏虚、心烦失眠者

食疗功效

养心安神

膳食建议

热性体质者应适量饮用此茶，以免加重上火症状。

大枣桂圆茶

大枣桂圆茶能够补血益气，女性经期或者风寒感冒初期与生姜丝一起煮，可以祛寒。

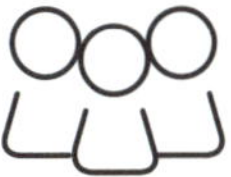

适用人群

脾胃虚弱者

食疗功效

补血益气、安神养胃

膳食建议

体质偏热者饮用过多可能会导致上火。

原料

鲜桂圆 10 克

大枣 5 颗

白糖适量

做法

❶大枣洗净；鲜桂圆去壳取肉。❷将大枣和桂圆肉放入杯中，再以热水冲泡 8~10 分钟，最后调入白糖即可。

桂圆益心脾、补气血，适用于心脾两虚者。

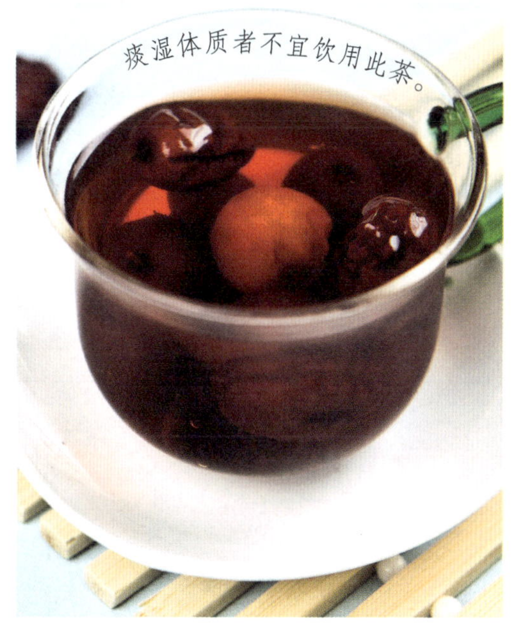

玫瑰花

性味：味甘、微苦，性温。
归经：肝经、脾经。
功效：行气解郁、和血、止痛。
贮藏：密闭，置于阴凉干燥处保存。

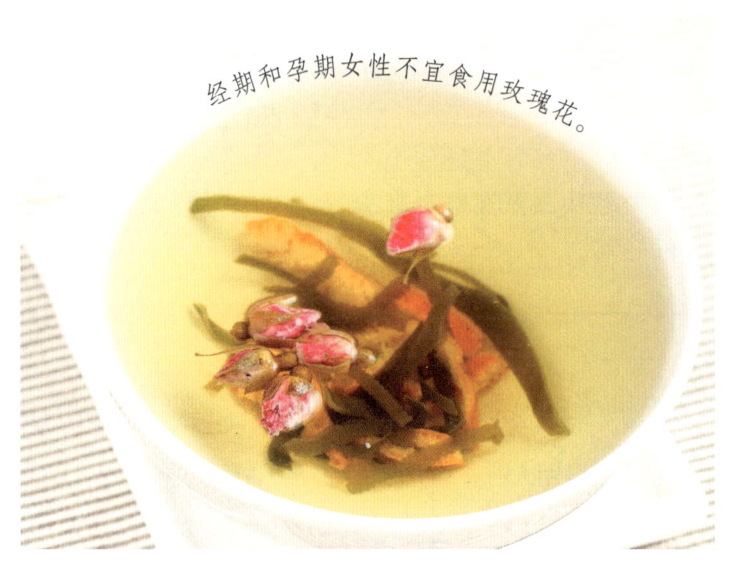

玫瑰花海带汤

玫瑰花具有行气解郁、和血止痛的功效。海带可软坚散结、利水消痰。两者搭配煮汤，能疏肝解郁、活血化瘀。

原料

玫瑰花 15 克
海带 100 克
陈皮 5 克
盐适量

做法

❶玫瑰花洗净；海带洗净，切丝；陈皮洗净，用清水浸泡 5~10 分钟，撕条。❷玫瑰花、海带和陈皮放入砂锅中，加入适量清水，大火煮沸转小火煲 40 分钟，加盐调味即可。

干制玫瑰花可提前用温水浸泡片刻，以使其软化并释放香气。

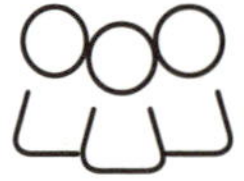
适用人群
肝郁痰凝型乳腺增生患者

食疗功效
疏肝解郁、化痰散结

膳食建议
海带寒凉，脾胃虚寒者食用后可能加重症状，应谨慎食用。

玫瑰花茶

枸杞子、桂圆、玫瑰花一起泡水喝，可滋补肝肾、养血安神、美容养颜。

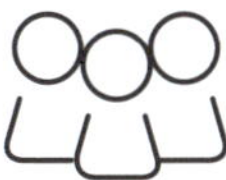

适用人群

肝郁、面色萎黄者

食疗功效

养心神、润肤色

膳食建议

玫瑰花茶性温，便秘者过量饮用可能导致便秘加重。

原料

干桂圆 5 克

枸杞子 5 克

玫瑰花 2 朵

做法

❶玫瑰花、枸杞子洗净；干桂圆去壳取肉。❷桂圆肉用沸水冲泡 10 分钟，放入玫瑰花，水温略降后放入枸杞子即可。

饮用玫瑰花茶，有助于美容养颜、调节情绪、缓解疲劳。

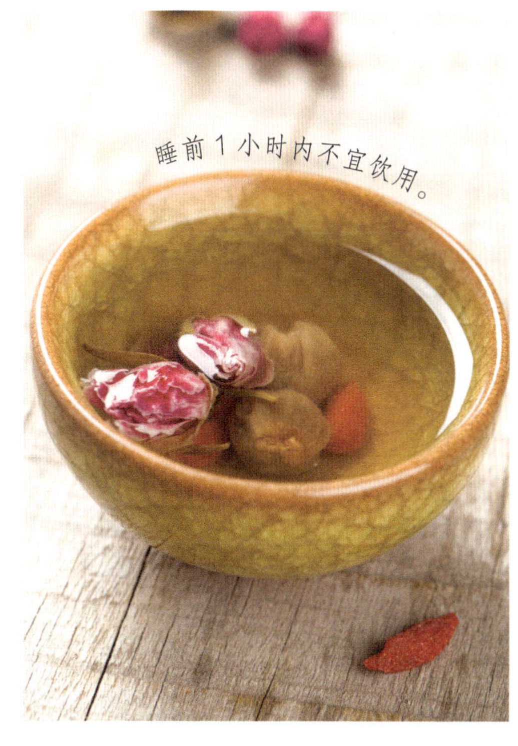

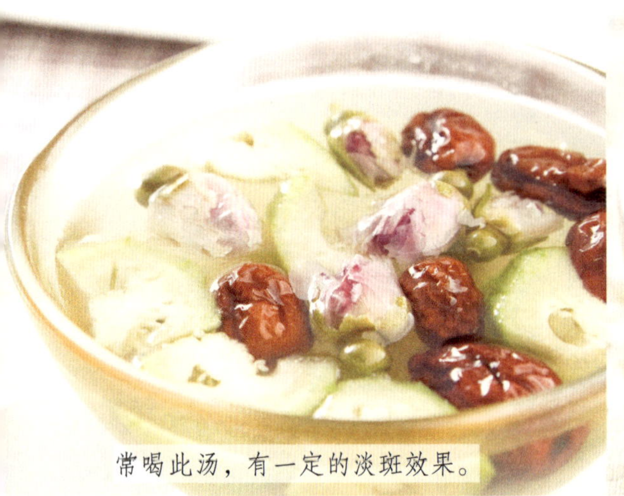
常喝此汤，有一定的淡斑效果。

玫瑰花丝瓜汤

原料： 玫瑰花 5 朵，丝瓜 1 根，大枣 6 颗。

做法： ❶丝瓜削皮，切成块；玫瑰花、大枣洗净。❷将大枣、丝瓜放入锅中，加水煮约 15 分钟，最后加入玫瑰花再煮 10 分钟即可。

食疗功效

清热凉血、活血散瘀。

膳食建议

丝瓜切好后，放置 10 分钟再做汤，味道更清甜。

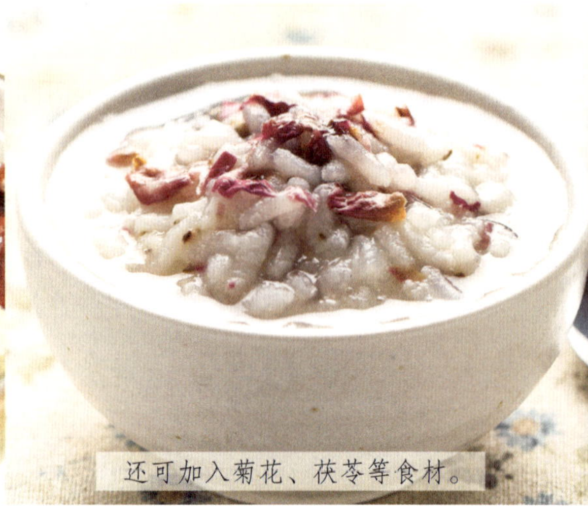
还可加入菊花、茯苓等食材。

玫瑰花粥

原料： 粳米 100 克，玫瑰花 5 朵，冰糖、蜂蜜各适量。

做法： ❶玫瑰花洗净，切成碎末状；粳米洗净，浸泡 30 分钟。❷锅置火上，放入粳米和适量水，大火烧沸后改小火熬煮 20 分钟。❸待粥煮熟时，放入玫瑰花和冰糖，小火继续熬煮，糖溶化后关火，晾凉后放入蜂蜜即可。

食疗功效

健脾和中、理气解郁。

膳食建议

寒性体质的月经不调者可以通过食用此粥来缓解症状。

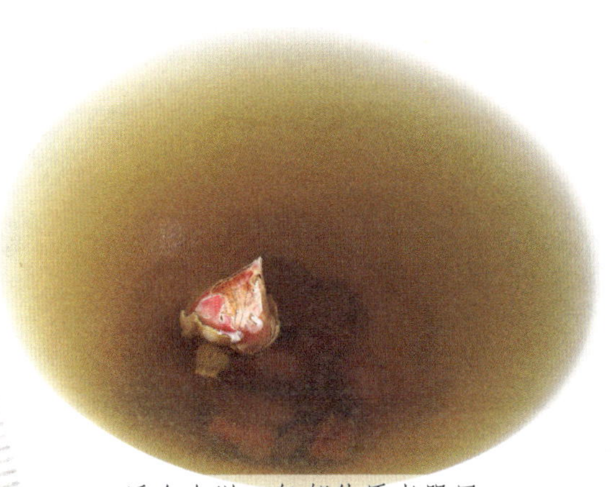
适合血淤、气郁体质者服用。

玫瑰花川芎汤

原料：玫瑰花 5 朵，川芎 15 克，月季花 10 克，白糖适量。

做法：❶将除白糖外的材料洗净后放入砂锅中，加适量清水，大火煮沸转小火煲 40 分钟。❷加白糖调味即可。

食疗功效

润肠通便、美容养颜。

膳食建议

食用川芎应避免饮酒和进食刺激性食物。

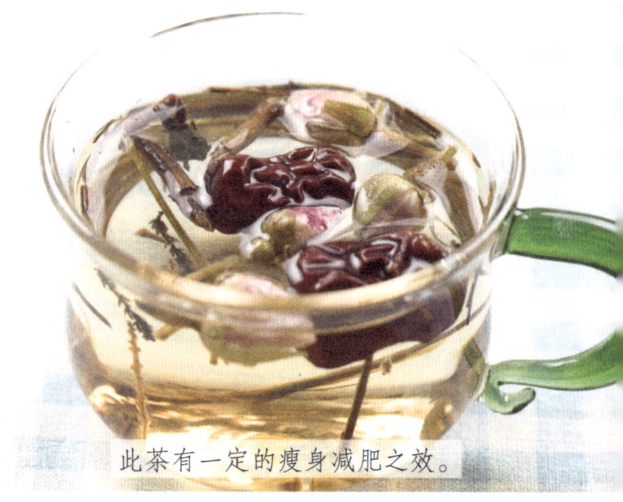
此茶有一定的瘦身减肥之效。

玫瑰花马鞭草茶

原料：玫瑰花 6 朵，马鞭草 3 克，大枣 2 颗。

做法：将玫瑰花、马鞭草、大枣洗净后放入杯中，以沸水冲泡，10 分钟后即可饮用。

食疗功效

活血化瘀、调经止痛。

膳食建议

孕妇不宜饮用。

百合

性味：味甘，性寒。

归经：心经、肺经。

功效：养阴润肺、清心安神。

贮藏：置于通风干燥处保存。

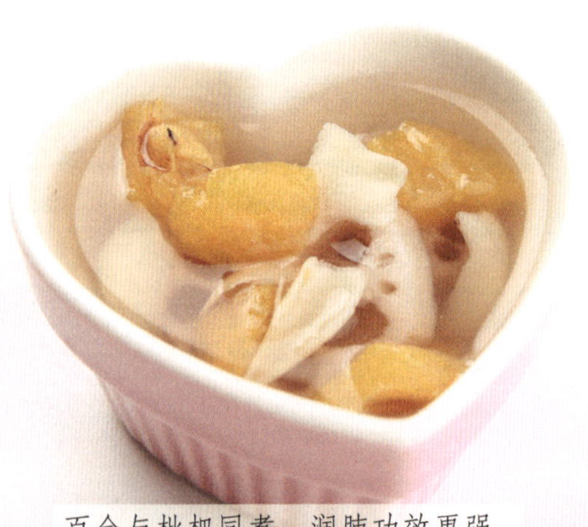

百合与枇杷同煮，润肺功效更强。

百合枇杷莲藕羹

原料： 鲜百合、莲藕各30克，枇杷3个，白糖适量。

做法： ❶鲜百合洗净，掰成瓣；枇杷洗净，去皮，去核；莲藕洗净，去皮，切片。❷所有材料放入锅中，加适量水煮熟，加白糖调味即可。

食疗功效

滋阴润肺、清热止咳。

膳食建议

新鲜成熟的枇杷，洗净后剥皮去核，可直接食用，建议每日食用量控制在2~3个。

适合“三高”人群，但脾胃虚弱者饮用要适量。

芹菜百合饮

原料： 芹菜35克，鲜百合20克。

做法： ❶芹菜择洗干净，切段；鲜百合洗净，掰成瓣。❷芹菜和百合分别放入沸水中焯水。❸将焯水后的芹菜和百合放入榨汁机中，加入适量清水，榨成汁即可。

食疗功效

清热润肺。

膳食建议

挑选芹菜时，以茎干长粗、叶片嫩绿者为佳。

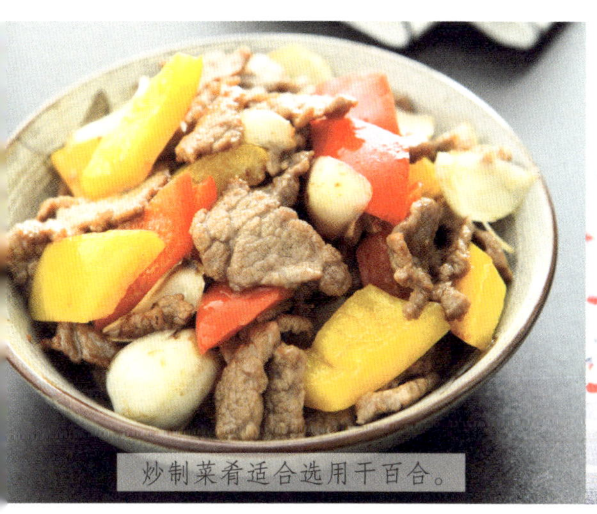
炒制菜肴适合选用干百合。

百合炒牛肉

原料： 牛肉 200 克，干百合 15 克，蒜 5 克，甜椒 2 个，盐、酱油、淀粉、油各适量。

做法： ❶牛肉切片，用盐、酱油、淀粉腌制；蒜切末；甜椒切块；干百合用清水浸泡 2 小时；在碗中放入适量盐、酱油、淀粉勾兑成芡汁。❷锅内倒油，爆香蒜末，放牛肉片翻炒至变色，放入甜椒，牛肉快熟时放入百合翻炒至熟，最后倒入芡汁调味即可。

食疗功效

补中益气、滋养心肺。

膳食建议

牛肉的肌肉纤维较粗糙、不易消化，消化能力较差者需适量食用或选择嫩牛肉。

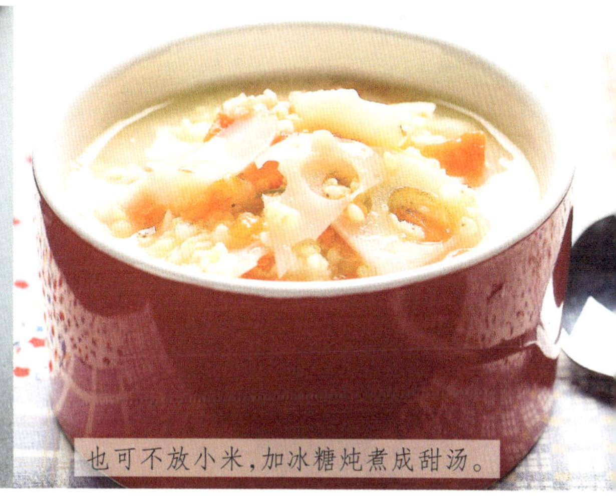
也可不放小米，加冰糖炖煮成甜汤。

莲藕百合枇杷粥

原料： 干百合 15 克，枇杷 3 个，莲藕 30 克，小米 100 克。

做法： ❶莲藕去皮，切片；枇杷去皮，去核；干百合用清水浸泡 2 小时；小米洗净，清水浸泡 20~30 分钟。❷锅置火上，放入小米和适量水，大火烧沸后改小火，放入莲藕。❸待粥煮熟时，放入百合、枇杷，小火继续熬煮，待粥煮至黏稠时，关火即可。

食疗功效

滋阴润肺、止咳祛痰。

膳食建议

此道粥膳可很好地缓解秋燥，适合秋冬季节食用。

杜仲

性味：	味甘，性温。
归经：	肝经、肾经。
功效：	补肝肾、强筋骨、安胎。
贮藏：	置于通风干燥处保存。

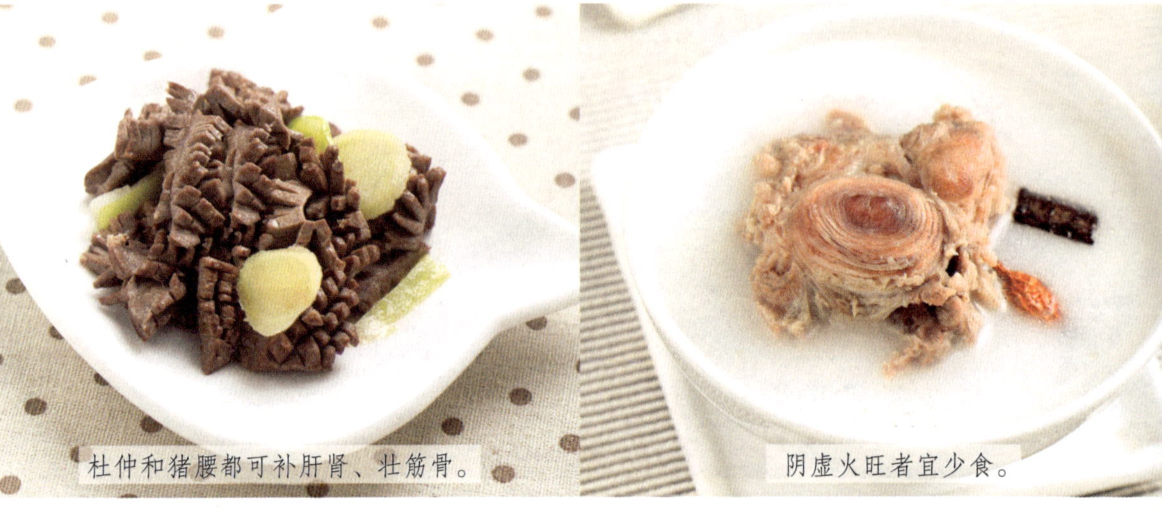

杜仲和猪腰都可补肝肾、壮筋骨。

阴虚火旺者宜少食。

杜仲腰花

原料： 杜仲12克，猪腰1对，葱5克，生姜8克，盐、油各适量。

做法： ❶杜仲洗净，清水浸泡20~30分钟，水煎取药汁；猪腰洗净，去内膜，切成腰花；葱切段；生姜切片。❷油锅烧至七成热，放入葱段、生姜片炝锅，再放入腰花爆炒至熟，加入药汁，最后加盐调味即可。

食疗功效

补肝肾、壮腰膝。

膳食建议

用杜仲泡水喝，有助于利尿消肿。

金樱子杜仲煲牛尾汤

原料： 金樱子15克，杜仲15克，牛尾1根，盐适量。

做法： ❶金樱子、杜仲分别洗净，杜仲用清水浸泡20~30分钟；牛尾洗净，切段，用沸水汆3分钟，去血水，捞出洗净。❷金樱子、杜仲和牛尾放入砂锅中，加入适量清水，大火煮沸转小火煲2小时，加盐调味即可。

食疗功效

补肾益气。

膳食建议

牛尾嘌呤高，痛风患者不宜饮用此汤。

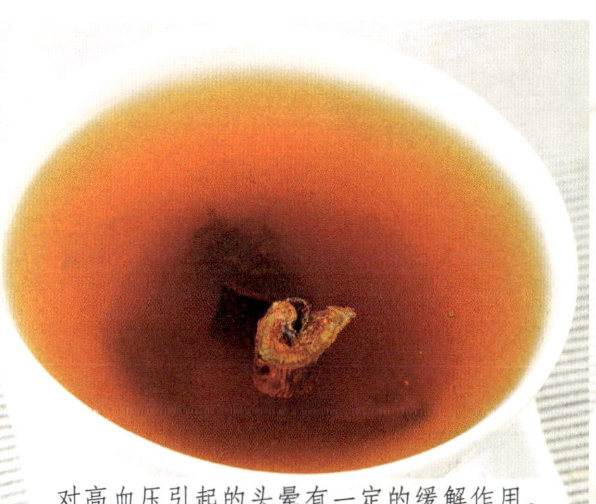

对高血压引起的头晕有一定的缓解作用。

白芍杜仲汤

原料： 白芍 15 克，杜仲 15 克，夏枯草 15 克，黄芩 6 克。

做法： ❶所有材料适当清洗，酌情浸泡。❷白芍、杜仲和夏枯草放入砂锅中，加适量清水，大火煮沸转小火煲 1 小时。再放入黄芩，继续煲 5 分钟，取汤即可。

食疗功效

补肾养血、清肝泻火。

膳食建议

适用于肝肾不足引起的腰膝酸软、头晕等症。

猪腰提前撕去筋膜，加盐、料酒稍腌，可去除腥臊味。

杜仲猪腰汤

原料： 杜仲 15 克，生姜 6 克，猪腰 1 个，大枣 5 颗，盐适量。

做法： ❶猪腰洗净，切成腰花，用沸水氽 2 分钟，捞出沥干；杜仲洗净，清水浸泡 20~30 分钟；大枣洗净，去核；生姜洗净，切片。❷猪腰、杜仲、大枣和生姜片放入砂锅中，加适量清水，大火煮沸转小火煲 1 小时，加盐调味即可。

食疗功效

补肾益肝、强筋壮骨。

膳食建议

猪腰中胆固醇含量较高，过量食用不利于控制血脂水平。

薄荷

性味：味辛，性凉。
归经：肺经、肝经。
功效：疏散风热、清利头目。
贮藏：置于阴凉干燥处保存。

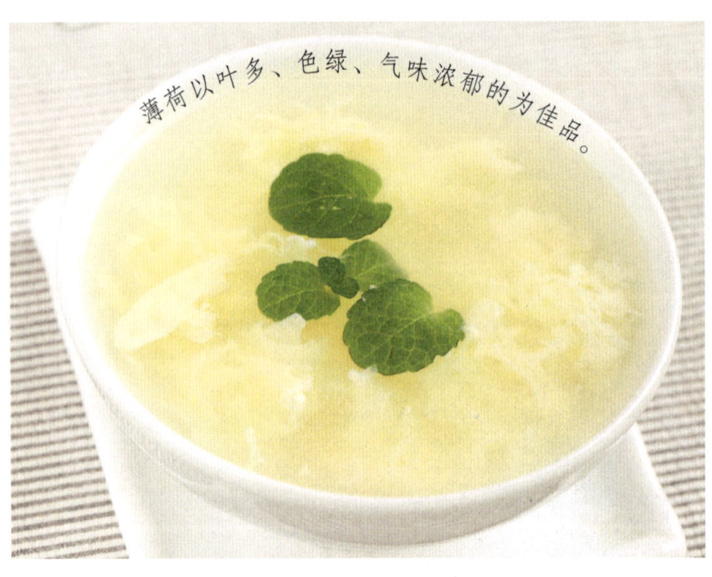

薄荷鸭蛋汤

薄荷与鸭蛋相结合，能够有效缓解咽喉干燥、发痒、充血等症状。

原料

薄荷 10 克
鸭蛋 2 个
香油适量
盐适量

做法

❶鸭蛋打入碗内，搅匀；薄荷略微冲洗。❷在汤锅中加入适量清水，大火煮沸，淋入鸭蛋液，煮到半熟时，放入薄荷和盐，煮沸后淋上香油即可。

薄荷具有提神醒脑的功效，晚上不宜饮用过多薄荷汤，以免影响睡眠。

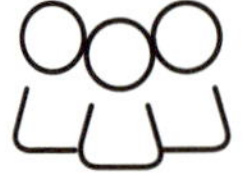

适用人群

湿热、阴虚体质者

食疗功效

疏风散热、滋阴润燥

膳食建议

每日食用1~2个鸭蛋即可，避免过量摄入。

薄荷豆腐汤

《本草纲目》中记载：“薄荷入手太阴、足厥阴，辛能发散，凉能清利，专于消风散热。”

适用人群

咽痛、口腔溃疡患者

食疗功效

清热解毒、利咽清肿

膳食建议

体质虚寒者不宜食用。

原料

薄荷 10 克

豆腐 200 克

香油适量

盐适量

做法

❶薄荷略微冲洗；豆腐切块。❷豆腐放入砂锅中，加入适量清水，大火煮沸转小火煲20分钟，再加入薄荷稍煮。加盐调味，淋上香油即可。

薄荷豆腐汤中的薄荷和豆腐都具有一定的润肺作用，能够缓解肺热引起的咳嗽、咽痛等症状。

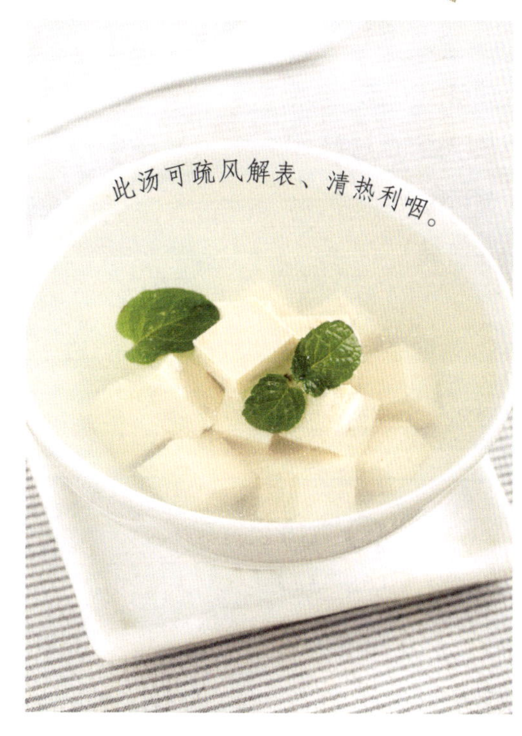

核桃

性味：味甘，性温。
归经：肾经、肺经、大肠经。
功效：补肾、温肺、润肠。
贮藏：置于阴凉干燥处保存。

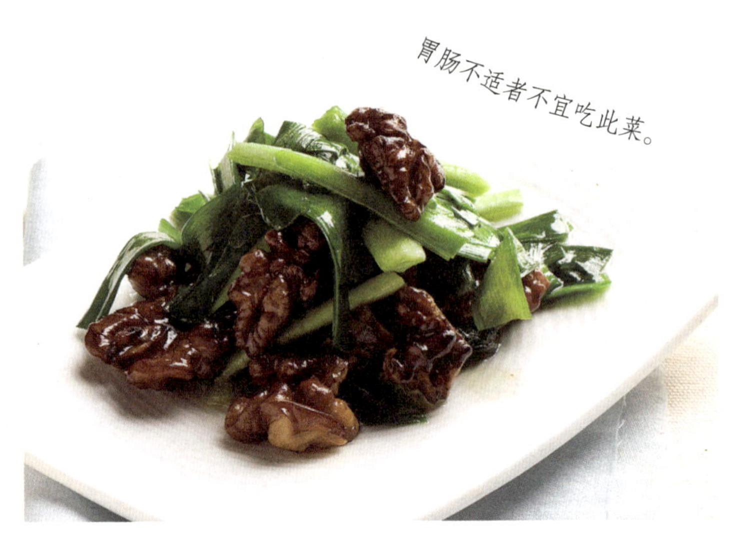

蒜苗炒核桃仁

蒜苗可开胃、促消化。核桃仁有助于润肠通便。两者同食，营养丰富，适合日常保健。

原料

蒜苗 100 克
核桃仁 100 克
盐适量
油适量

做法

❶核桃仁洗净；蒜苗洗净，切成段。❷油锅烧热，放入蒜苗与核桃仁一起翻炒至熟，最后调入盐即可。

炒菜时应使用中小火，这样可以确保核桃仁均匀受热，炒出香脆的口感。

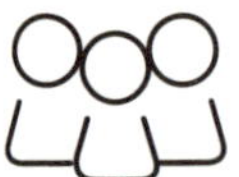

适用人群
免疫力低者

食疗功效
补脑、护肝

膳食建议
蒜苗炒至断生即可，避免时间过长，失去脆感。

菠菜核桃仁

菠菜富含铁元素，有助于缓解缺铁性贫血。久咳不止、喘息憋闷者适当食用核桃仁能够缓解相关症状。

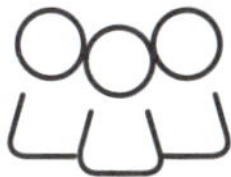

适用人群

贫血、便秘者

食疗功效

补虚润肠

膳食建议

应将菠菜放在阴凉通风处贮存，避免阳光直射，远离潮湿环境。

原料

菠菜 200 克
盐适量
核桃仁 50 克
香油适量
枸杞子 5 克
醋适量
芝麻酱适量

做法

❶菠菜洗净，焯水后过凉水；核桃仁掰成小块；枸杞子洗净，煮软。

❷将上述食材放入碗中，加入盐、香油、醋调味，最后淋上芝麻酱搅拌均匀即可。

核桃仁有补肾、温肺、润肠的功效。可缓解虚寒喘嗽、肠燥便秘及肾阳不足引起的腰膝酸软、阳痿遗精等症状。

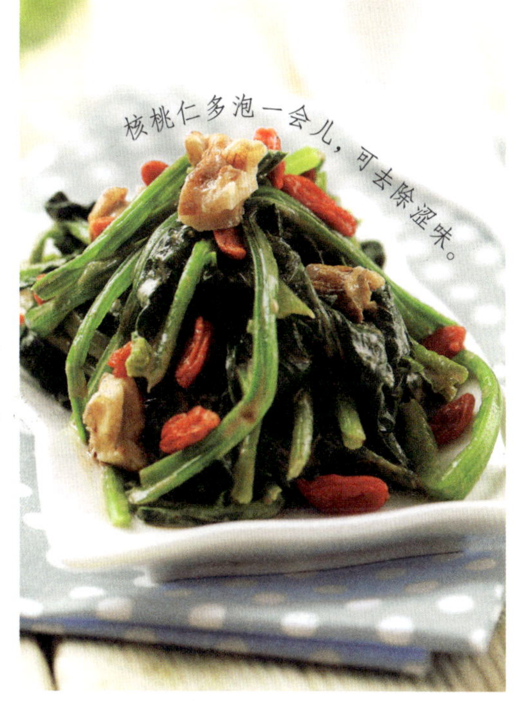

酸枣仁

性味：味甘、酸，性平。
归经：肝经、胆经、心经。
功效：养心补肝、敛汗、生津。
贮藏：置于阴凉干燥处保存。

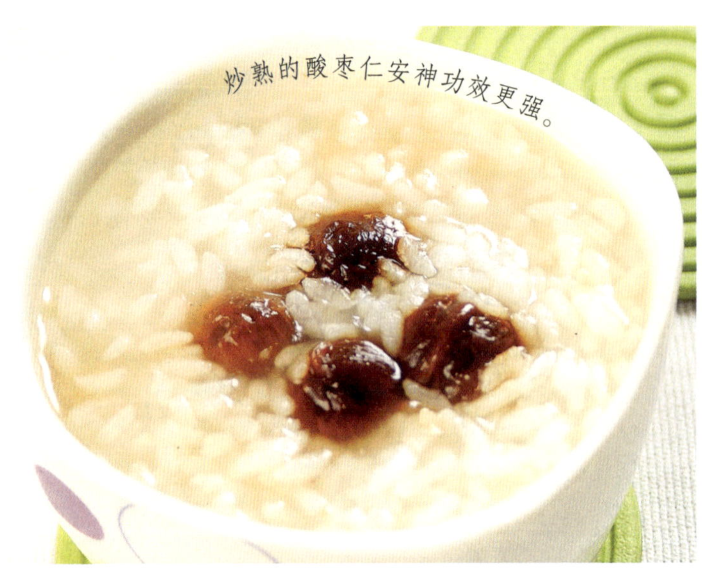

酸枣仁桂圆粥

酸枣仁桂圆粥有养心安神、补血养肝等作用，有助于改善睡眠质量。

原料

干桂圆 15 克
酸枣仁 15 克
芡实 30 克
粳米 60 克

做法

❶酸枣仁洗净，敲碎；干桂圆去壳取肉；芡实洗净，清水浸泡 2~3 小时；酸枣仁和芡实用纱布包好。❷锅中放入纱布袋，加入适量水，大火煮沸，改小火稍煮 30~40 分钟。❸捞出纱布袋，继续放入粳米和桂圆，熬煮成粥即可。

孕妇、过敏体质者、过度劳累者应慎用或避免食用酸枣仁。

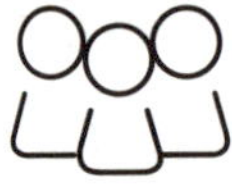

适用人群

失眠患者

食疗功效

养心安神

膳食建议

酸枣仁不宜与油腻、不易消化及辛辣刺激的食物一起吃，如肥肉、辣椒等。

酸枣仁夏枯草瘦肉汤

将酸枣仁、夏枯草与猪瘦肉一同煮汤，不仅能发挥食材各自的功效，还能产生协同作用，具有清热除烦、养心安神、改善睡眠等多重功效。

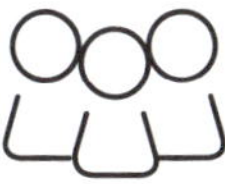

适用人群

失眠、心肝火旺者

食疗功效

养心安神

膳食建议

女性在月经期间不建议服用夏枯草。

原料

猪瘦肉 250 克

夏枯草 10 克

酸枣仁 20 克

花生仁 30 克

做法

1. 猪瘦肉洗净，切块；夏枯草去杂质；酸枣仁、花生仁分别洗净。
2. 将上述材料放入锅内，加适量水，大火煮沸后，改小火煮 1~2 小时即可。

酸枣仁有助于缓解虚烦不眠、惊悸多梦、体虚多汗、津伤口渴等症。

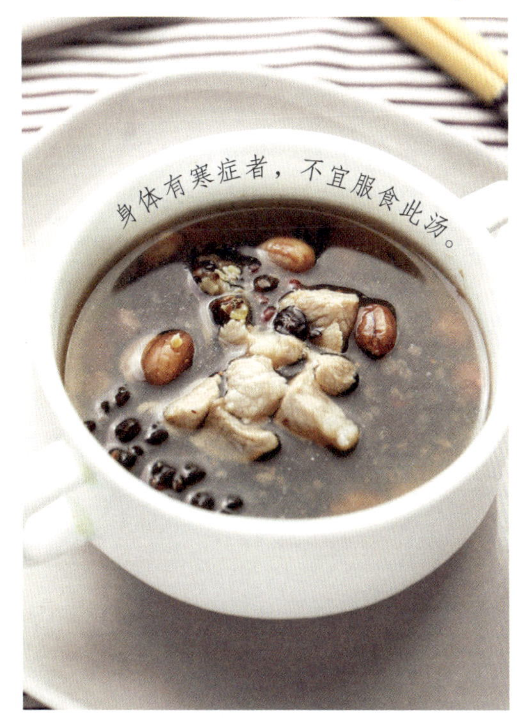

紫苏子

性味：	味辛，性温。
归经：	肺经。
功效：	降气化痰、止咳平喘、润肠通便。
贮藏：	置于通风干燥处保存。

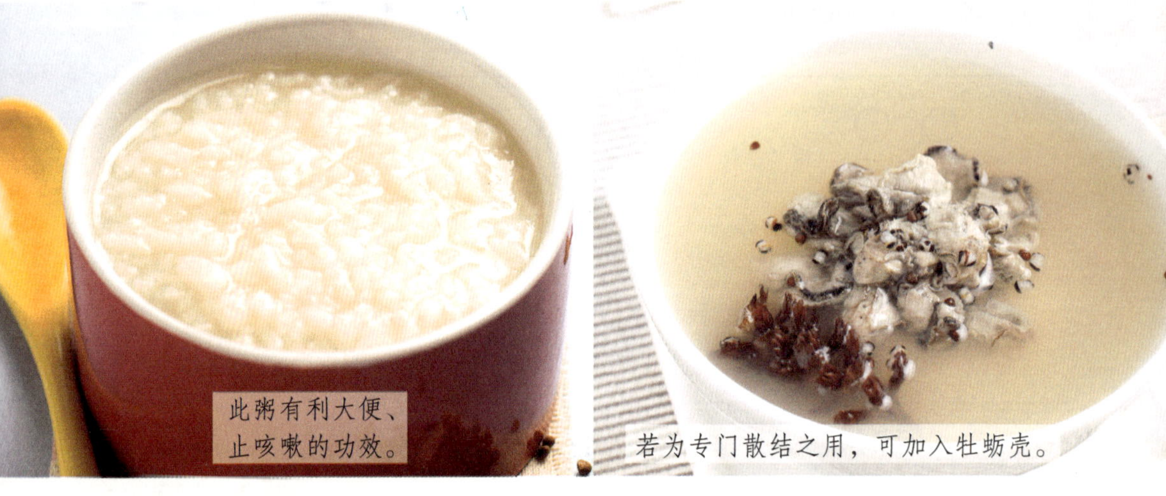

此粥有利大便、止咳嗽的功效。

若为专门散结之用，可加入牡蛎壳。

紫苏子麻仁粥

原料： 紫苏子10克，火麻仁15克，粳米100克。

做法： 将紫苏子、火麻仁捣烂，加水研磨，取汁，与粳米同煮成粥即可。

食疗功效

润肠通便、降气消痰。

膳食建议

产后便秘兼有胀气者饮用此粥可缓解症状。

王不留行紫苏子汤

原料： 王不留行20克，夏枯草15克，生牡蛎30克，紫苏子10克，红糖适量。

做法： ❶将王不留行、夏枯草、生牡蛎、紫苏子分别洗净，王不留行捣碎并用清水浸泡30分钟。❷将上述材料放入砂锅，加入适量清水，大火煮沸转小火煲30分钟，加红糖调味即可。

食疗功效

行血通经、消肿散结。

膳食建议

紫苏子用量不宜超过15克，否则可能导致腹泻。

茯苓

性味：	味甘、淡，性平。
归经：	心经、肺经、脾经、肾经。
功效：	利水渗湿、健脾宁心。
贮藏：	置于干燥处保存。

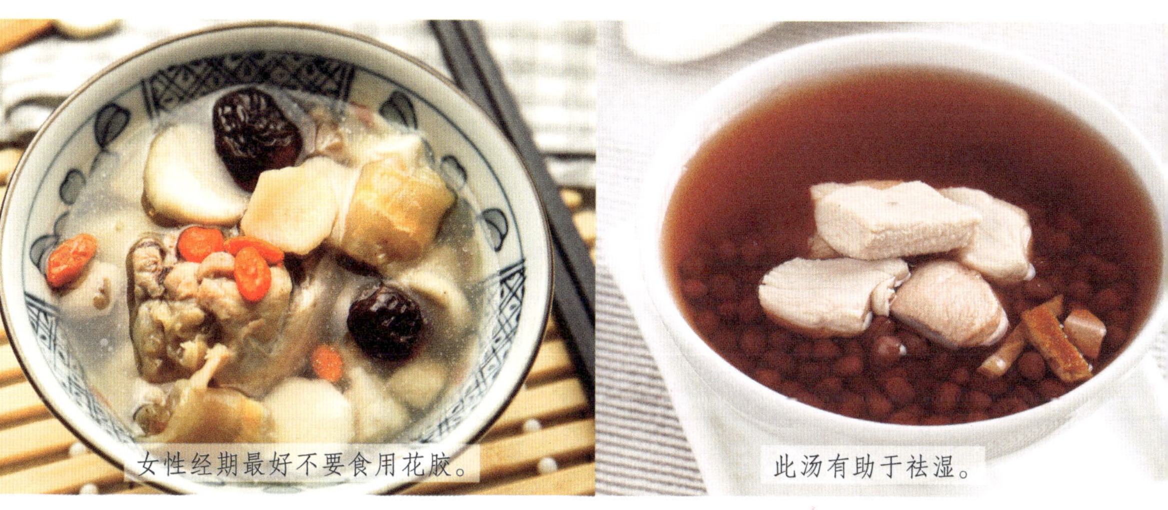

女性经期最好不要食用花胶。

此汤有助于祛湿。

花胶茯苓母鸡汤

原料： 花胶15克，茯苓15克，山药20克，老母鸡1只，大枣2颗，枸杞子、盐各适量。

做法： ❶花胶泡发后切块；老母鸡洗净，切块；山药去皮，切块；枸杞子、茯苓、大枣分别洗净，茯苓用清水泡发。❷鸡块和花胶氽水后放入炖盅里，再加入剩余食材，加水，大火煮沸转小火慢炖4小时至鸡肉熟烂，最后放盐调味即可。

食疗功效

健脾补肾、养血益气。

膳食建议

本汤补而不燥，体虚者尤其适宜食用。

茯苓赤小豆瘦肉汤

原料： 茯苓5克，猪瘦肉300克，赤小豆30克，花豆20克，陈皮10克，盐适量。

做法： ❶猪瘦肉切块，沸水氽烫后捞出洗净。❷赤小豆、茯苓、花豆洗净后清水泡发；陈皮洗净，用清水浸泡5~10分钟，撕条。❸将上述材料放入砂锅中，加水，大火煮沸转小火煲1小时，加盐调味即可。

食疗功效

祛湿利尿、健脾和胃。

膳食建议

可依个人喜好和口味将猪瘦肉换成乳鸽或鲫鱼。

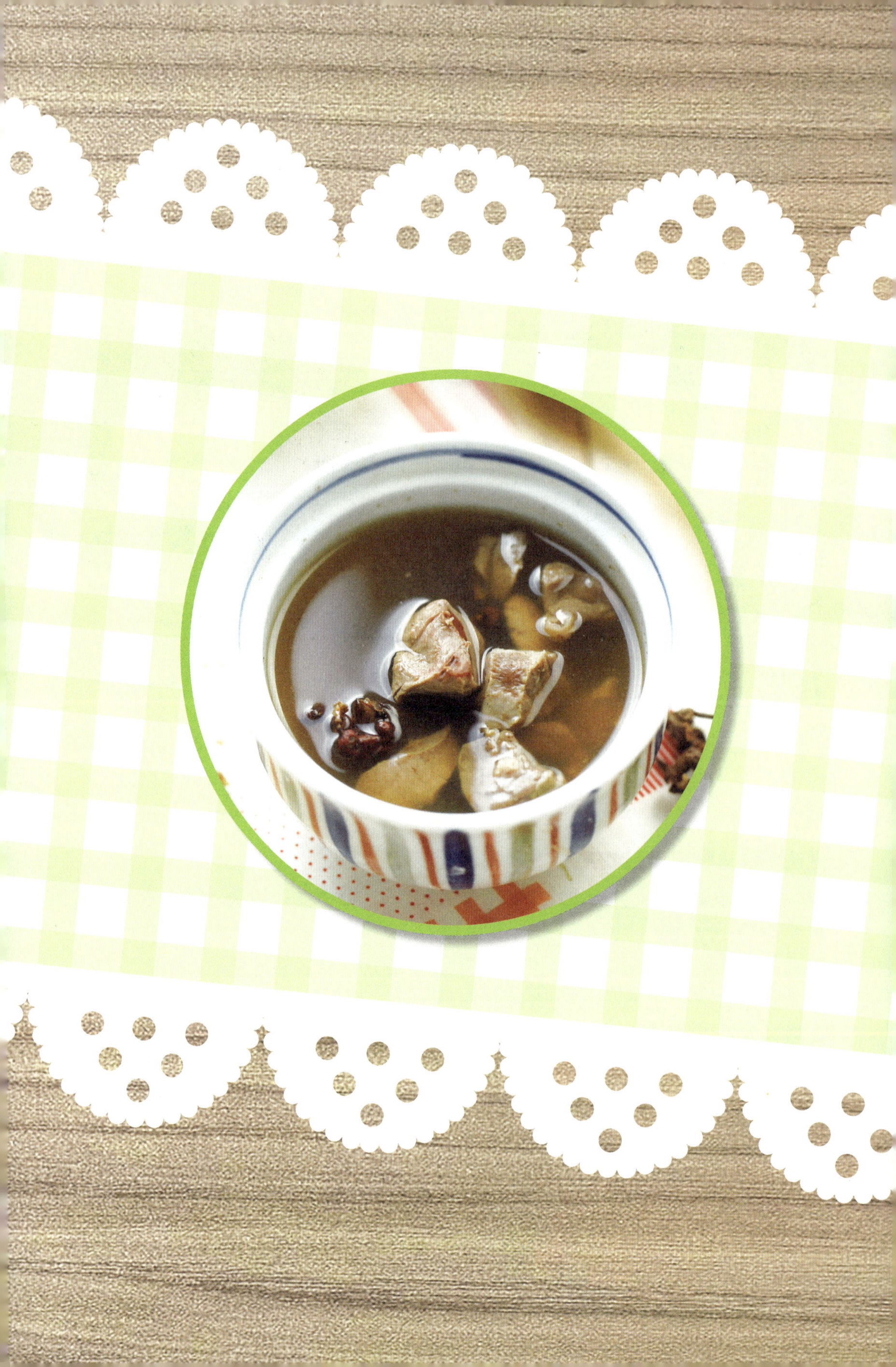

第三章
药食巧搭配，保健功效佳

在日常的饮食生活中，巧妙地将药材与食材相结合，不仅能够增添菜肴的风味，更能发挥出独特的保健功效。比如，将枸杞子融入粥品或汤品中，不仅能使食物的色彩与口感更加丰富，还能有效滋补肝肾、明目养血；山楂与米酒调和饮用，既能促进消化，又能降压活血，是消食散瘀的佳品。这些基于科学理念与实践经验形成的药食搭配，不仅充分展现了中华饮食文化的博大精深，更是我们追求健康生活方式的有效途径。可以说，每一餐的饮食安排，都承载着对身体的精心呵护与关爱。

养心安神药膳

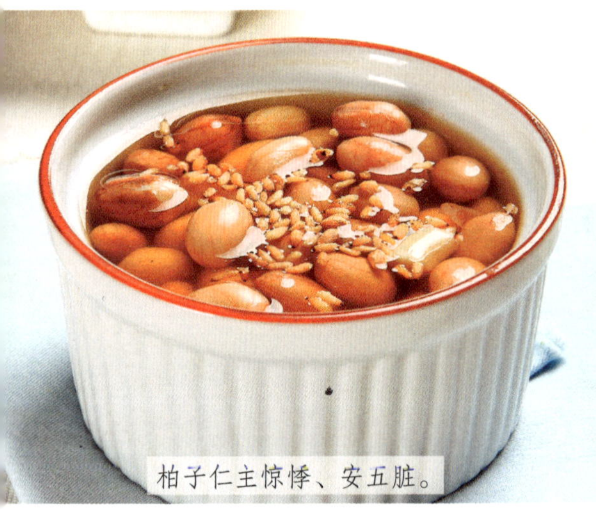
柏子仁主惊悸、安五脏。

柏子仁煮花生仁

原料：花生仁 100 克，柏子仁 10 克，葱 8 克，生姜 10 克，花椒 8 克，桂皮 5 克，盐适量。

做法：❶花生仁、柏子仁洗净；葱切段；生姜切片。❷将盐以外的食材一同放入锅中，加入适量水，大火烧沸后，改小火焖煮至熟，加入盐再煮 10 分钟，即可起锅食用。

食疗功效

养心安神。

膳食建议

柏子仁适合虚烦失眠、肠燥便秘及盗汗等人群食用。

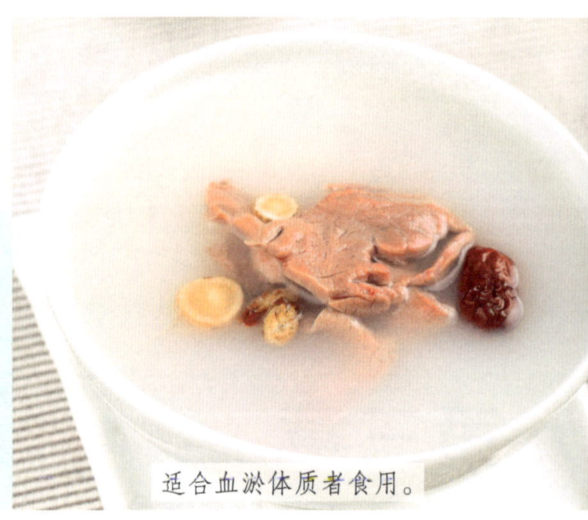
适合血淤体质者食用。

丹参大枣猪心汤

原料：丹参 10 克，黄芪 10 克，猪心 1 颗，大枣 6 颗，盐适量。

做法：❶猪心切片，用沸水汆 3 分钟，去血水，捞出洗净。❷丹参、黄芪分别洗净，并用清水浸泡 30~60 分钟；大枣洗净，去核。❸猪心、丹参、黄芪和大枣放入砂锅中，加适量清水，大火煮沸转小火煲 1 小时，加盐调味即可。

食疗功效

养心安神、补益气血。

膳食建议

感冒、急性胃肠炎患者应避免食用黄芪。

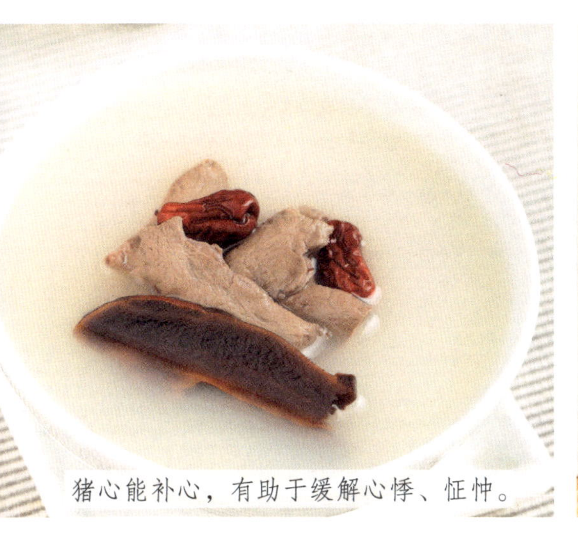
猪心能补心，有助于缓解心悸、怔忡。

灵芝大枣猪心汤

原料： 灵芝25克，猪心1颗，大枣5颗，盐适量。

做法： ❶猪心切片，用沸水氽3分钟，去血水，捞出洗净。❷灵芝洗净；大枣洗净，去核。❸猪心、灵芝和大枣放入砂锅中，加适量清水，大火煮沸转小火煲1小时，加盐调味即可。

食疗功效

安神定惊、养心补血。

膳食建议

新鲜的猪心不宜长时间保存，最好在1~2天内吃完。

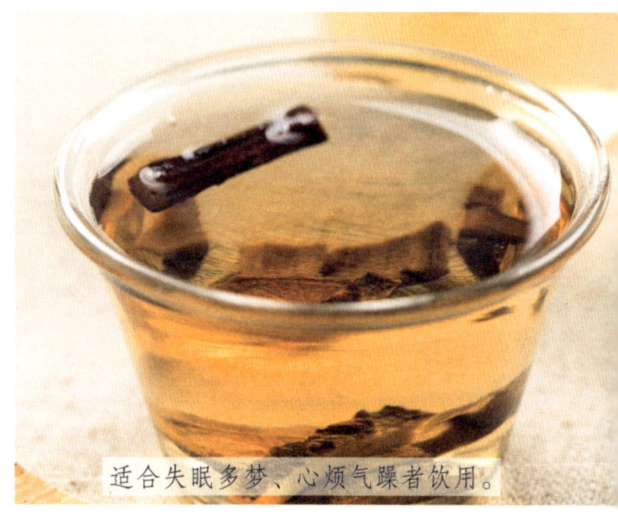
适合失眠多梦、心烦气躁者饮用。

合欢皮首乌藤茶

原料： 合欢皮6克，首乌藤3克。

做法： 将合欢皮和首乌藤洗净后，切成段，放入锅中，加水煎煮20分钟即可。

食疗功效

安神助眠、活血通络。

膳食建议

合欢皮具有一定的活血作用，孕妇及气虚者应慎用。

健脾祛湿药膳

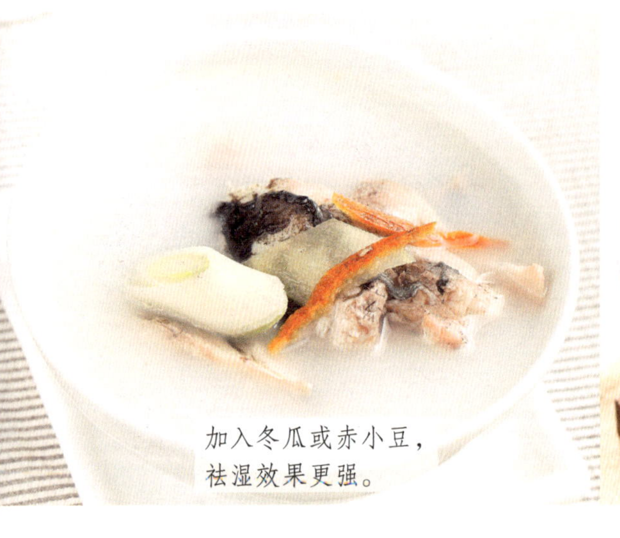
加入冬瓜或赤小豆，祛湿效果更强。

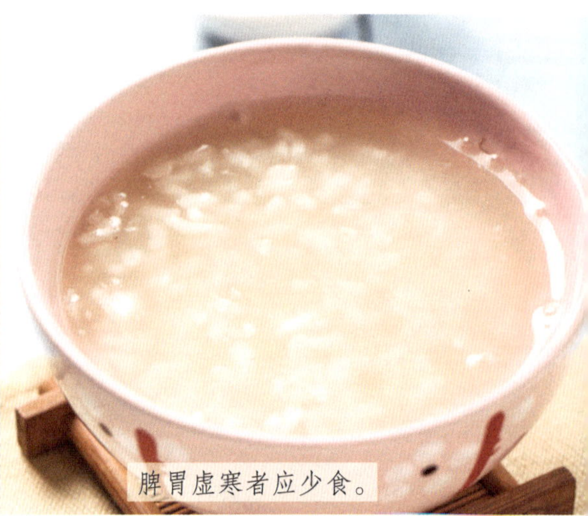
脾胃虚寒者应少食。

陈皮鲫鱼汤

原料： 鲫鱼1条，陈皮5克，生姜9克，葱5克，料酒、白胡椒粉、盐各适量。

做法： ❶鲫鱼处理干净，洗净，切块；陈皮洗净，浸泡5~10分钟，撕条；生姜洗净，切片；葱洗净，切段。❷鲫鱼、陈皮、葱段和生姜片放入砂锅中，加水和料酒，大火煮沸转小火煲1小时，加入白胡椒粉和盐调味即可。

食疗功效

健脾利湿、和中开胃。

膳食建议

鲫鱼宜采用清蒸、炖煮等较为清淡的烹饪方式。

泽泻粥

原料： 泽泻15克，粳米100克。

做法： ❶粳米洗净，清水浸泡30分钟。❷泽泻洗净，煎汁去渣，和粳米一同放入锅中，小火煮成粥食用。

食疗功效

健脾渗湿、利尿消肿。

膳食建议

孕妇不宜用泽泻泡水喝。

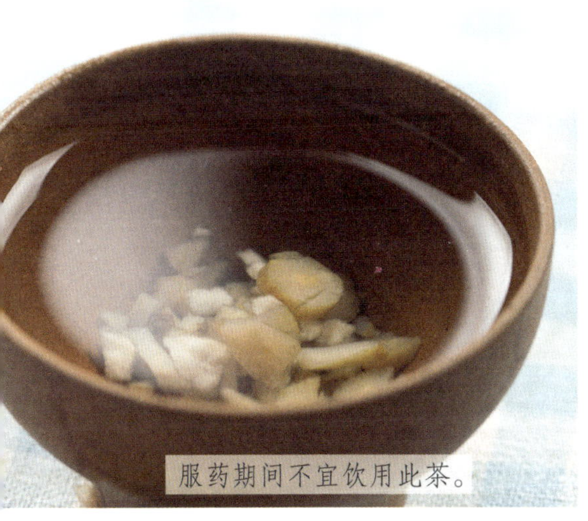
服药期间不宜饮用此茶。

参术茯苓茶

原料： 党参3克，白术10克，茯苓10克，冰糖适量。

做法： ❶党参、白术、茯苓分别用清水冲洗干净并适当浸泡。❷将党参、白术和茯苓一起捣碎，再同冰糖一起放入杯中，倒入沸水，加盖闷泡20分钟即可。

食疗功效

健脾化湿。

膳食建议

阴虚内热、津液亏耗者不宜食用白术。

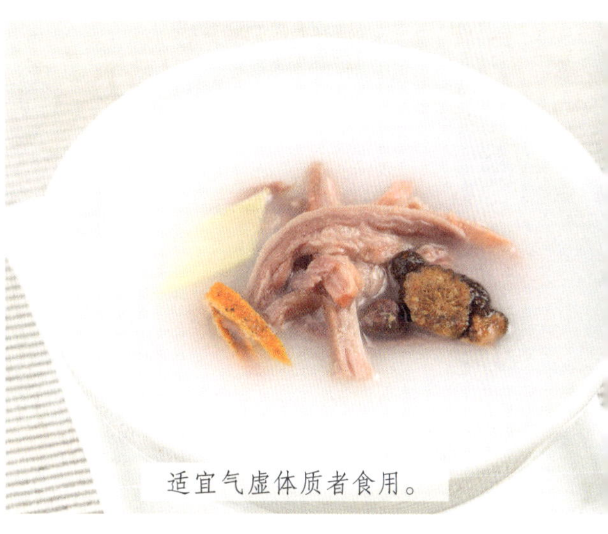
适宜气虚体质者食用。

陈皮白术猪肚汤

原料： 猪肚1个，陈皮6克，砂仁6克，白术30克，生姜、料酒、盐各适量。

做法： ❶陈皮洗净，用清水浸泡5~10分钟，撕条。❷白术、砂仁分别洗净并适当浸泡；生姜洗净，切片。❸猪肚清洗干净，切丝，用沸水汆3分钟，捞出洗净。❹将上述食材放入砂锅中，加水和料酒，大火煮沸转小火煲2小时，加盐调味即可。

食疗功效

健脾开胃、促进食欲。

膳食建议

白术燥湿利水，陈皮燥湿化痰，此汤适合夏季或湿气重时饮用。

疏肝理气药膳

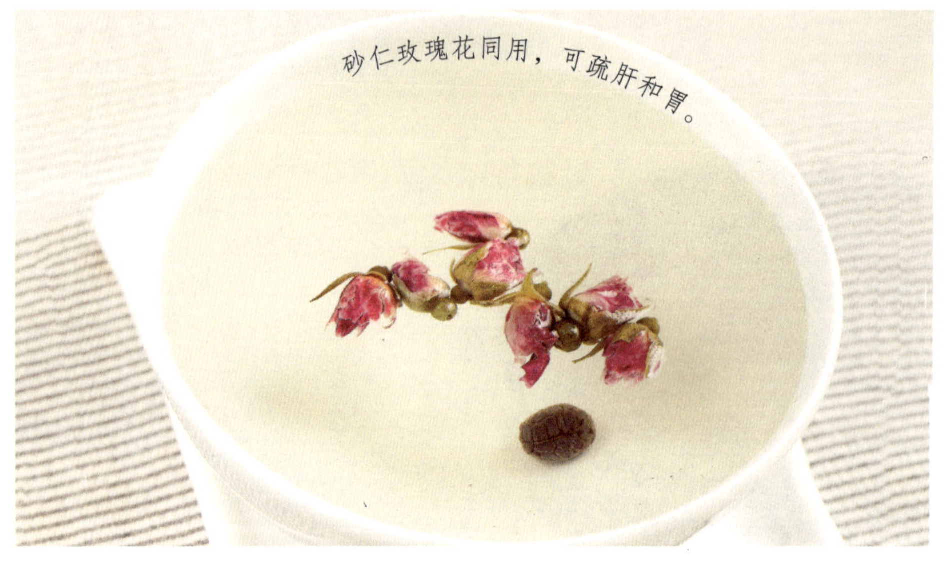

砂仁胡椒玫瑰花汤

胡椒与砂仁搭配使用，能够进一步增强行气止痛的效果。

原料

砂仁 6 克
胡椒 8 克
玫瑰花 6 朵

做法

❶砂仁捣碎；胡椒研碎；玫瑰花洗净。❷所有材料放入砂锅中，加入适量清水，大火煮沸转小火煲 30 分钟，取汤即可。

砂仁的用量不宜过多，以免导致汤品口感过于辛辣或产生不良反应。

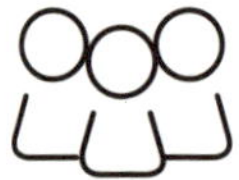

适用人群

肝胃气滞引起的胃脘疼痛者

食疗功效

疏肝理气、和胃止痛

膳食建议

过量食用胡椒可能导致上火、口腔溃疡等问题。

佛手当归米酒汤

佛手具有疏肝解郁、理气止痛的作用。当归能补血活血。两者结合有助于调节肝脏功能，促进气血流通。

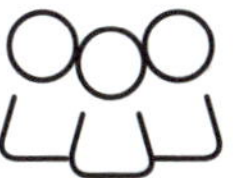

适用人群

气滞血淤者

食疗功效

疏肝理气、养血活血

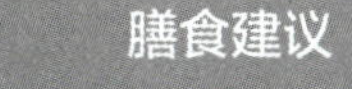

膳食建议

感冒发热期间最好不要食用当归。

原料

佛手 30 克

当归 12 克

米酒适量

做法

❶佛手、当归分别洗净。❷佛手、当归和米酒放入砂锅中，加入适量清水，大火煮沸转小火煲 30 分钟，取汤即可。

佛手可用于肝胃气滞、胸胁胀痛、胃脘痞满、食少呕吐、咳嗽痰多等症。

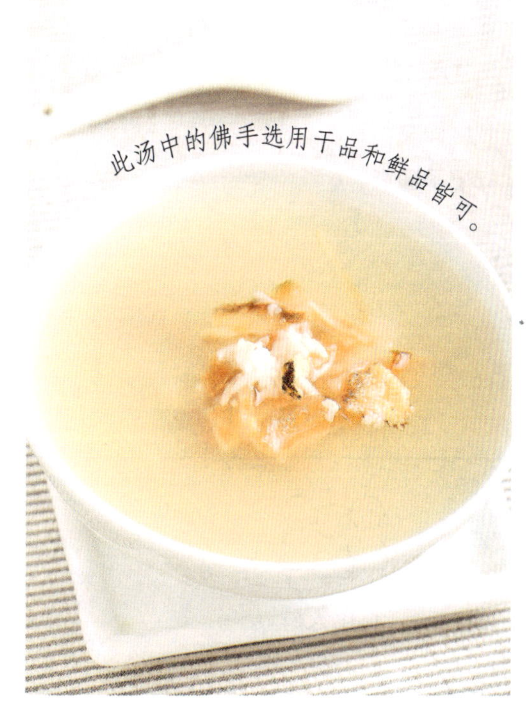

补肾壮阳药膳

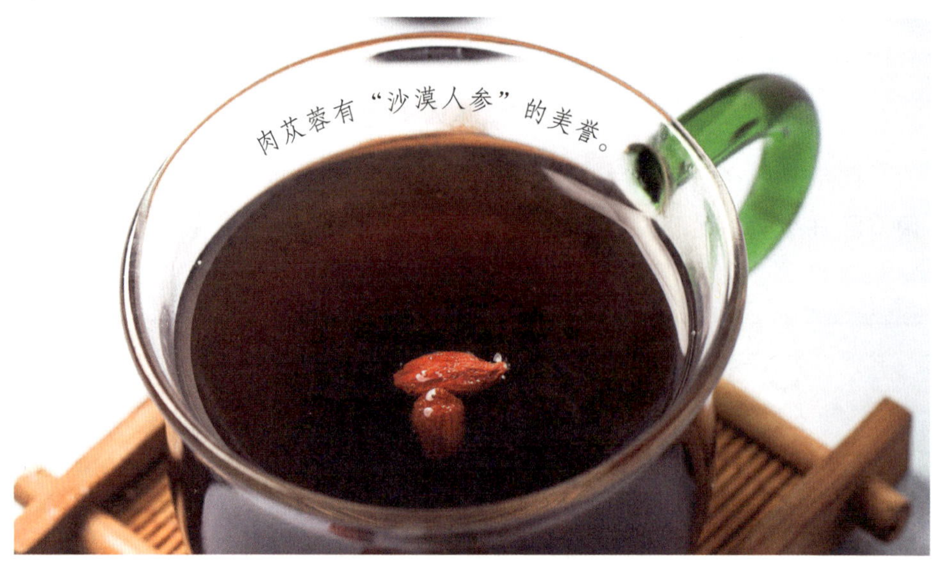

肉苁蓉枸杞子茶

肉苁蓉和枸杞子一起泡茶喝，可以改善肾虚引起的阳痿、早泄、遗精等症状。

原料

肉苁蓉 10 克
制首乌 5 克
枸杞子适量

做法

❶肉苁蓉、制首乌、枸杞子分别洗净。❷三味药用水煎煮 2 次后，混合药液，早、中、晚服用。

补肾壮阳药膳一般都偏滋补，不可过量或长期食用。

适用人群

肾阳不足所致的阳痿患者

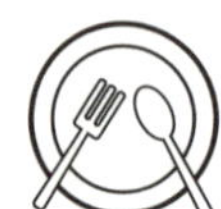

食疗功效

补肾壮阳、益髓填精

膳食建议

白天饮用有助于补充精力，睡前应少饮。

百合煲甲鱼汤

甲鱼是一种大补的食物，与百合、枸杞子一同煮汤有滋阴壮阳之功效，体质较差、精神不振的男士，可以煲一道百合甲鱼汤来调补。

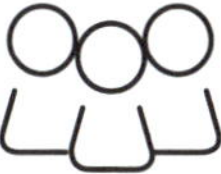

适用人群

肾虚腰痛者

食疗功效

滋阴补血、壮阳

膳食建议

这道药膳还适用于肝肾阴虚导致的四肢无力、腰酸背痛等症。

原料

甲鱼 1 只	葱 5 克
干百合 50 克	生姜 10 克
胡萝卜 1 根	香油适量
枸杞子 5 克	盐适量

做法

❶甲鱼洗净，将头、颈、四肢切开；胡萝卜洗净，切块；干百合用清水浸泡 2 小时；生姜洗净，切片；葱洗净，切段；枸杞子洗净。❷甲鱼连同盖、裙边、葱段、生姜片放入砂锅中，大火煮沸转小火煲 1 小时。❸加入百合和胡萝卜再煮 20 分钟，出锅前加入枸杞子、香油和盐即可。

甲鱼搭配山药、枸杞子、大枣等，可增强滋补效果。

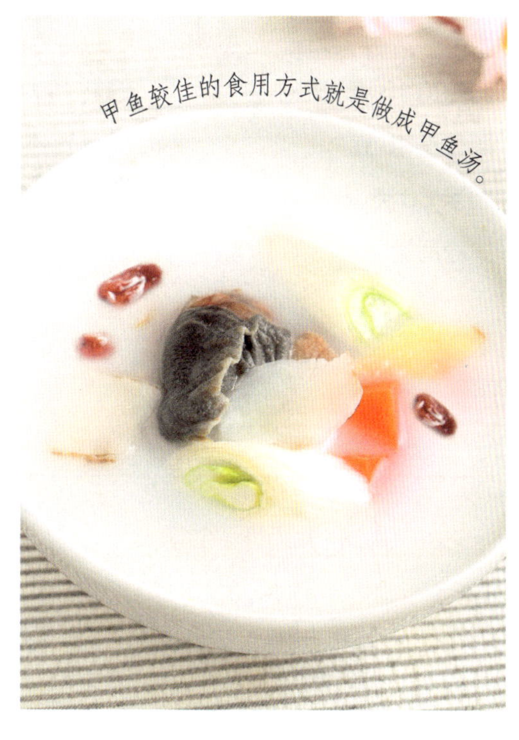

清热解毒药膳

蒲公英和马齿苋都有抗菌消炎、清热解毒的功效。

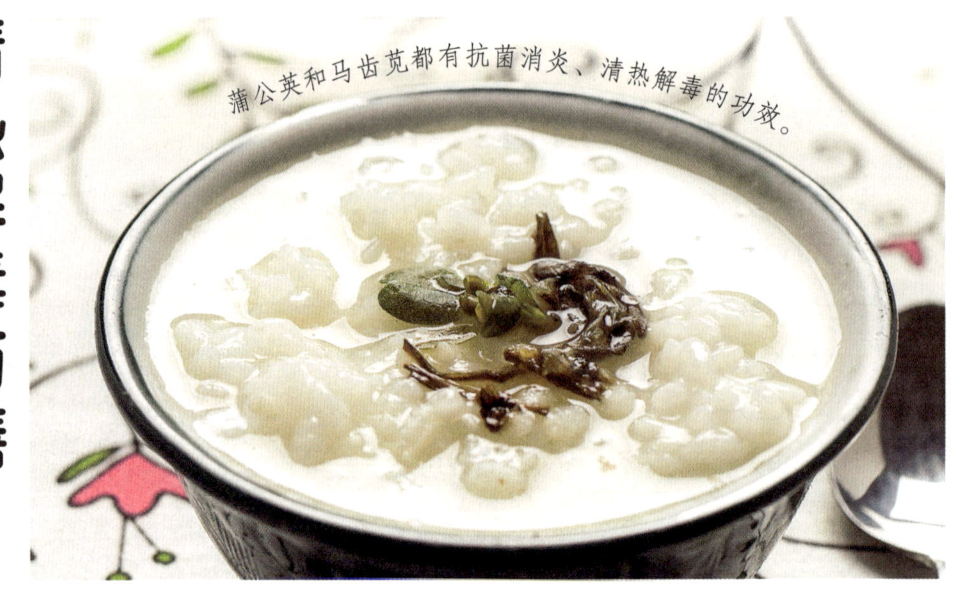

马齿苋蒲公英粥

马齿苋和蒲公英同煮成粥，能够增强清热解毒的功效，适用于体内有热毒、湿热症状者。

原料

马齿苋 15 克

蒲公英 15 克

粳米 80 克

冰糖适量

做法

❶将马齿苋、蒲公英洗净后放入锅中，加适量水煎煮；粳米洗净，浸泡 30 分钟。❷锅中放入粳米和适量水，大火煮沸后改小火熬煮成粥。待粥煮熟时，加入冰糖即可食用。

避免选择有病虫害或已经枯萎的蒲公英，这些蒲公英可能含有有害物质。

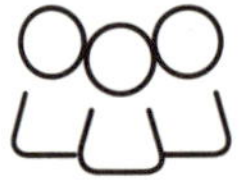

适用人群

上火、热毒和湿热体质者

食疗功效

清热解毒、利尿消肿

膳食建议

凉拌马齿苋口感清爽，这一烹饪方式能很好地保留其天然风味和营养成分。

金银花绿豆茶

金银花绿豆茶具有一定的排湿排毒功效，有助于清除体内的湿热和毒素，保持身体健康。

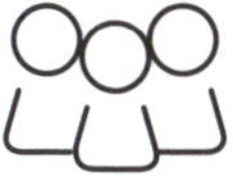

适用人群

体内热盛患者

食疗功效

消暑去湿、生津止渴

膳食建议

金银花洗净后，直接用沸水冲泡，可作为茶饮。

原料

绿豆 10 克

金银花 10 朵

做法

❶金银花洗净；绿豆洗净，清水浸泡4~6 小时。❷绿豆和水一同倒入锅中，大火煮沸转小火煲 40 分钟，关火前 5 分钟，放入金银花即可。

金银花有清热解毒、疏散风热的功效。可用于痈肿疔疮、热毒血痢、风热感冒、温病发热等症。

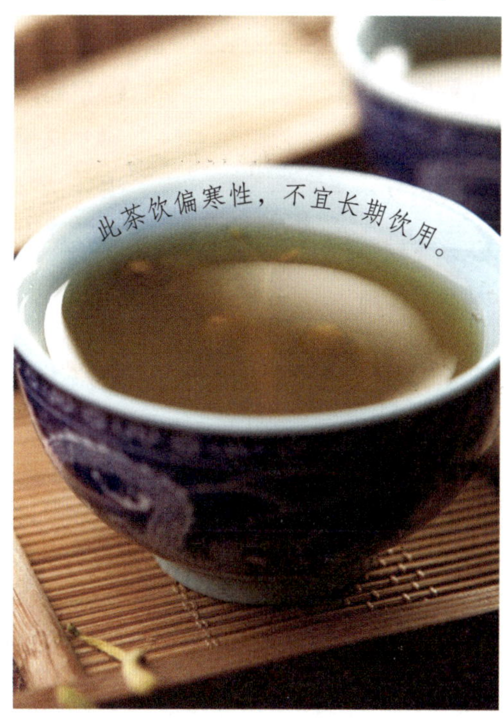

此茶饮偏寒性，不宜长期饮用。

润肠通便药膳

烹调时可将罗汉果拍成小块，药力会更易渗入汤汁。

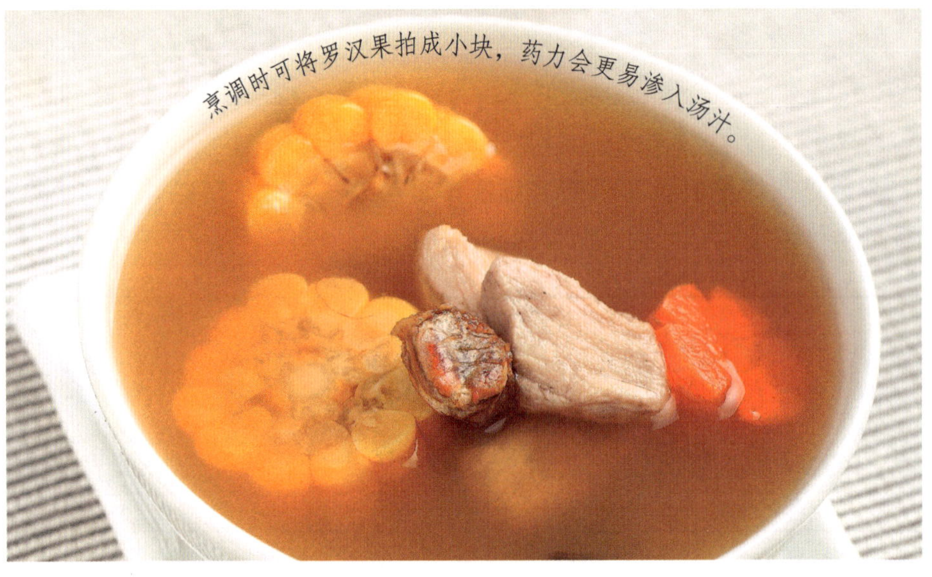

罗汉果瘦肉汤

罗汉果味甘，性凉，归肺经、大肠经，有清热凉血、生津止咳、滑肠排毒、嫩肤益颜、润肺化痰等功效，可用于缓解暑热伤津、咽喉肿痛、肺热咳嗽、大便秘结等症。

原料

猪瘦肉 200 克

生姜 5 克

罗汉果 3 个

玉米 1 根

胡萝卜 1 根

盐适量

做法

①猪瘦肉切块，用沸水氽2分钟，去血水，捞出洗净。②罗汉果洗净；玉米洗净，切段；胡萝卜洗净，切块；生姜洗净，切片。③罗汉果、猪瘦肉和生姜片放入砂锅中，加入适量清水，大火煮沸转小火煲 1 小时，放入玉米和胡萝卜，待玉米和胡萝卜煮熟，加盐调味即可。

罗汉果中富含膳食纤维，能够促进肠道蠕动，帮助消化和排泄。

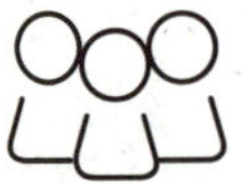

适用人群

便秘者

食疗功效

滑肠排毒、清热润肺

膳食建议

此汤尤其适合冬春季节呼吸道疾病高发期饮用。

荷叶茶

荷叶茶有促进脂肪代谢和提高新陈代谢水平的作用，既能增加饱腹感，减少高热量食物的摄入，又能起到润肠的作用，有助于控制体重和减肥。

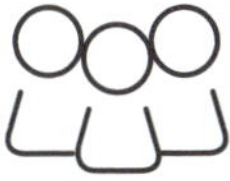

适用人群

便秘、“三高”患者

食疗功效

清热解暑、润肠通便

膳食建议

体质偏寒者食用荷叶可能会导致腹泻、腹痛等症状。

原料

荷叶适量

做法

将洗净并切碎的荷叶放入茶壶中，冲入沸水，浸泡 5~10 分钟即可。

荷叶味苦，性平，有清暑化湿、升发清阳、凉血止血的功效。可用于暑热烦渴、暑湿泄泻、脾虚泄泻等症。

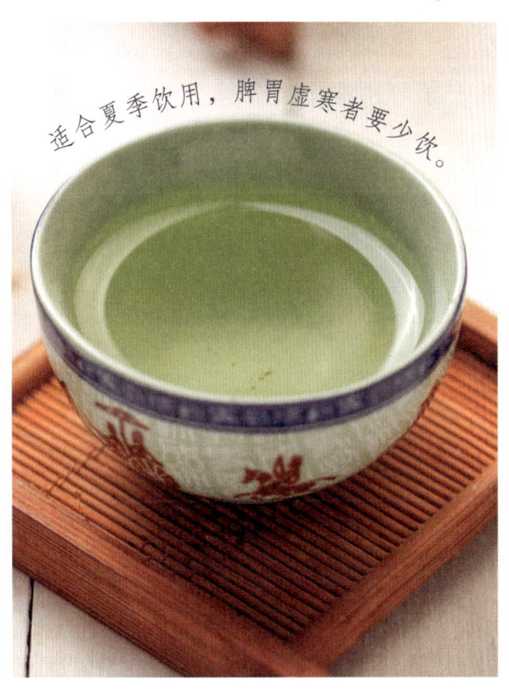

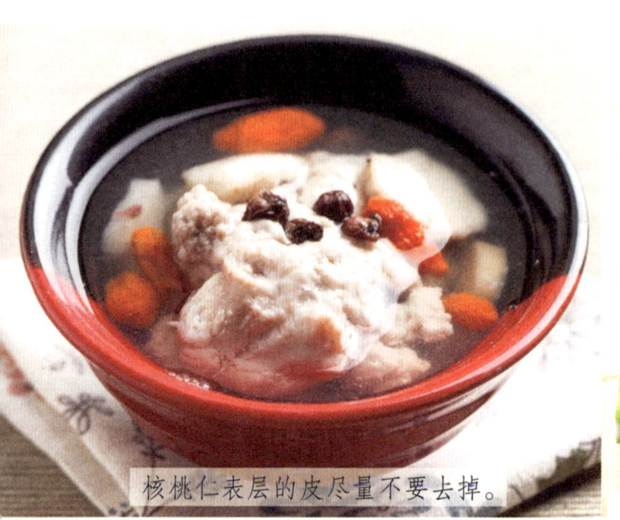
核桃仁表层的皮尽量不要去掉。

桃仁炖瘦肉

原料：鲜桃1个，桃仁6克，猪瘦肉100克，枸杞子3克，盐适量。

做法：❶鲜桃洗净，去皮，切块；桃仁、枸杞子分别洗净；猪瘦肉洗净，切块。❷将枸杞子以外的食材一同放入锅中，加适量水，先大火煮沸，再转小火煮至肉熟，撒入枸杞子，用盐调味即可。

食疗功效

润肠通便、活血化瘀。

膳食建议

桃仁行血，为血淤血闭之专药，故孕妇忌服。

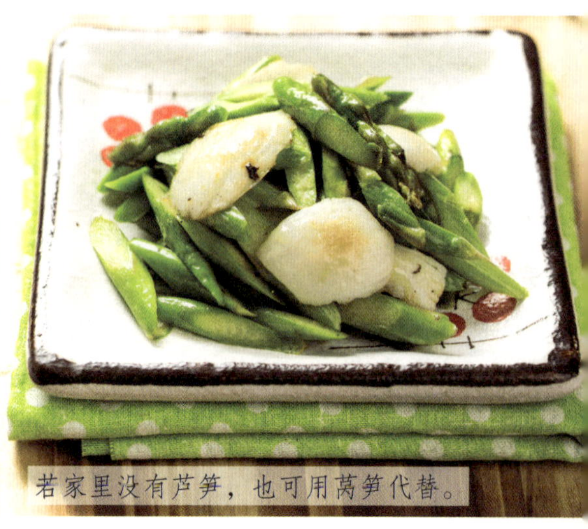
若家里没有芦笋，也可用莴笋代替。

芦笋炒百合

原料：鲜百合100克，芦笋200克，盐、油、胡椒粉各适量。

做法：❶芦笋洗净，切段，焯熟；百合洗净，掰成小瓣。❷锅置火上，倒油烧热，放入百合和芦笋，大火翻炒片刻，调入盐、胡椒粉翻炒至熟即可。

食疗功效

润肠通便、清热利尿。

膳食建议

芦笋焯水后马上捞出过凉水，可保持脆嫩口感。

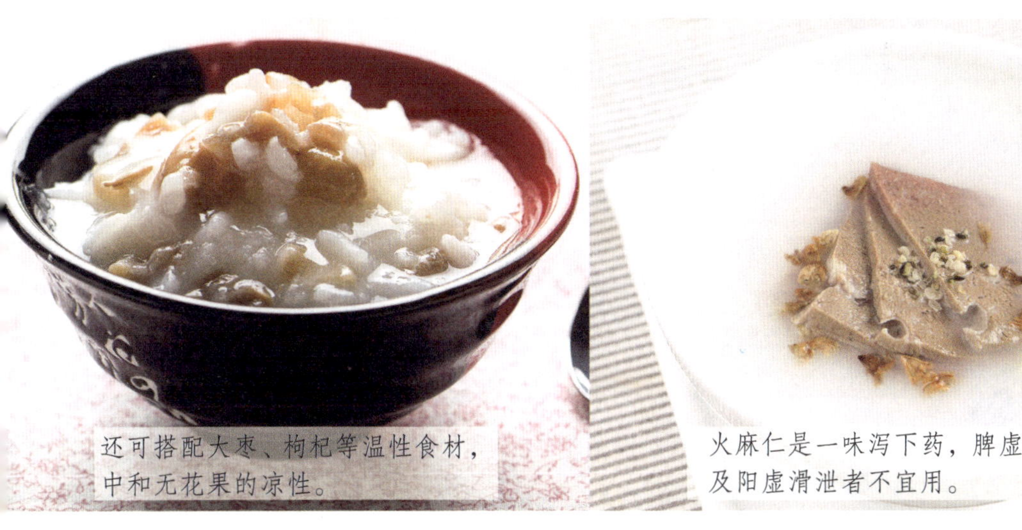

还可搭配大枣、枸杞等温性食材，中和无花果的凉性。

火麻仁是一味泻下药，脾虚便溏及阳虚滑泄者不宜用。

无花果粥

原料： 无花果干 30 克，腰果 30 克，粳米 80 克，冰糖适量。

做法： ❶无花果干洗净，切小块；腰果洗净；粳米洗净，浸泡 30 分钟。❷锅中放入粳米和适量水，大火烧沸后改小火，放入无花果干。❸待粥快煮熟时，放入腰果，小火继续熬煮至粥烂熟，放入冰糖，搅拌均匀即可。

食疗功效

润肠通便、清热生津。

膳食建议

无花果营养丰富，生吃也有较好的食疗效果。

火麻仁煲牛肝汤

原料： 槐花 15 克，火麻仁 10 克，牛肝 200 克，生姜 8 克，盐适量。

做法： ❶槐花、火麻仁分别洗净；牛肝洗净，切片；生姜洗净，切片。❷牛肝、生姜片、槐花、火麻仁放入砂锅中，加适量清水，大火煮沸转小火煲 1 小时，加盐即可。

食疗功效

润肠通便、清热凉血。

膳食建议

牛肝中胆固醇含量较高，心血管疾病患者应注意控制食用量。

益气补血药膳

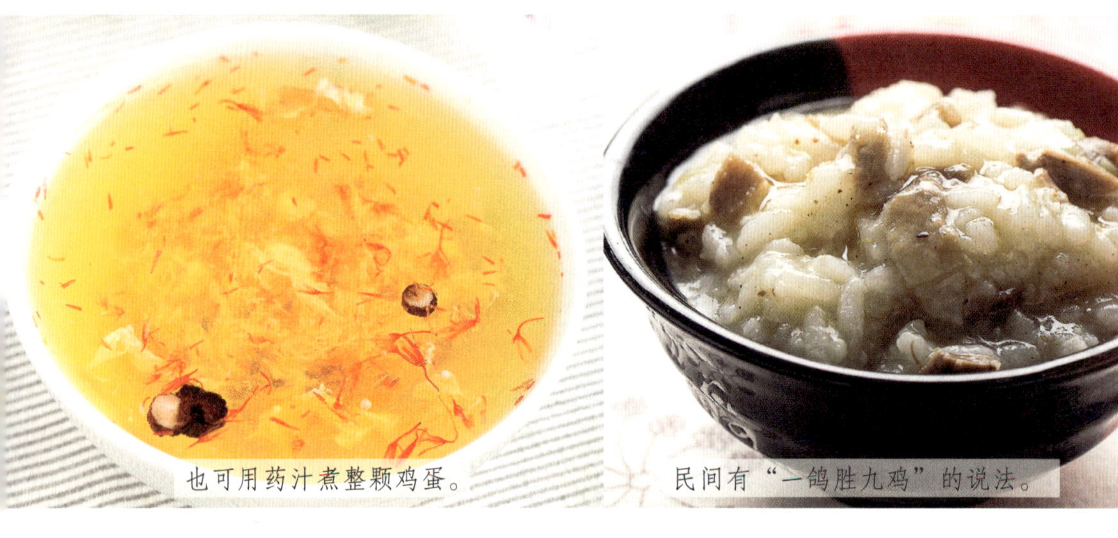

也可用药汁煮整颗鸡蛋。

民间有“一鸽胜九鸡”的说法。

红花当归鸡蛋汤

原料： 当归 10 克，红花 10 克，丹参 10 克，鸡蛋 2 个。

做法： ❶当归、红花、丹参分别洗净。❷当归、红花和丹参放入砂锅中，加入适量清水，大火煮沸转小火煲 1 小时，打入鸡蛋搅成蛋花。

食疗功效

益气补血、活血止痛。

膳食建议

红花应保存在干燥、通风、阴凉处，避免受潮。

鸽肉粥

原料： 鸽肉 150 克，粳米 100 克，葱 8 克，生姜 6 克，料酒、盐、淀粉、胡椒粉、香油各适量。

做法： ❶鸽肉切丁；葱、生姜切末；粳米洗净，浸泡 30 分钟。❷鸽肉用葱末、生姜末、料酒、淀粉、盐腌制片刻。❸锅置火上，放入粳米和适量水，大火烧沸后改小火，放入鸽肉，待粥煮熟时，放入胡椒粉、盐调味，淋上香油即可。

食疗功效

补肝益肾、益气补血。

膳食建议

此粥还可加入大枣和枸杞子。

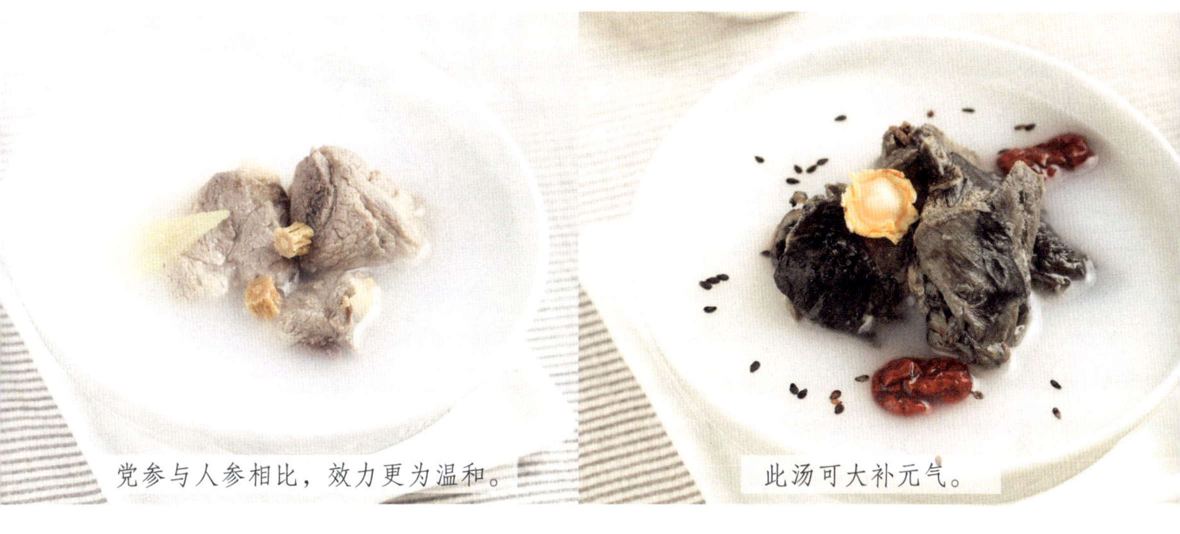

党参与人参相比，效力更为温和。

此汤可大补元气。

当归党参排骨汤

原料： 排骨 500 克，党参 10 克，当归 5 克，生姜、盐各适量。

做法： ❶排骨洗净，剁成小块，用沸水氽烫，去除血沫和杂质；党参、当归洗净；生姜洗净，切片。❷将上述材料放到砂锅中，加适量清水，大火煮沸转小火，煮至排骨熟烂，加适量盐调味即可食用。

食疗功效

滋补气血、调理脾胃。

膳食建议

此药膳特别适合气血虚弱、身体消瘦者食用。

人参大枣乌鸡汤

原料： 乌鸡 1 只，人参 10 克，生姜 7 克，大枣 5 颗，黑芝麻、胡椒粉、盐各适量。

做法： ❶乌鸡去毛，去内脏，洗净，斩件，用沸水氽 3 分钟，去血水，捞出洗净。❷黑芝麻炒香；人参洗净，切片；大枣洗净，去核；生姜洗净，切片。❸乌鸡、人参、大枣和生姜片放入砂锅中，加入适量清水，大火煮沸转小火煲 2 小时，加胡椒粉和盐调味，撒上黑芝麻即可。

食疗功效

安神健脾、补气补血。

膳食建议

燥热体质者可将人参换为太子参。

消食健胃药膳

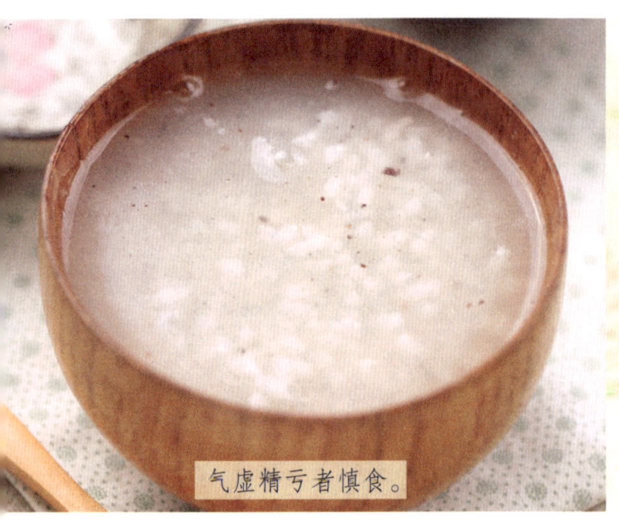
气虚精亏者慎食。

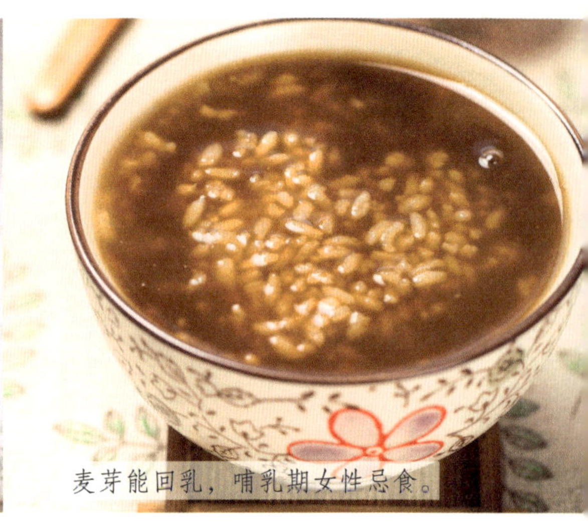
麦芽能回乳，哺乳期女性忌食。

砂仁粥

原料： 砂仁 5 克，粳米 100 克。

做法： ❶粳米洗净，清水浸泡 30 分钟；砂仁捣成末。❷锅置火上，放入粳米和适量水，大火煮沸后改小火煮至米软烂。❸关火，加入捣成末的砂仁即可。

食疗功效

健脾化湿。

膳食建议

此粥可用于小儿消化不良的日常调理。

健胃麦芽粥

原料： 焦麦芽 50 克，糯米 100 克，冰糖适量。

做法： ❶焦麦芽、糯米洗净，提前泡发。❷将泡好的食材连同清水一并倒入锅中，大火煮沸后改小火熬至米熟粥稠，加冰糖调味即可。

食疗功效

健胃消食。

膳食建议

粥里可以加入适量陈皮，以增强健脾消食的功效。

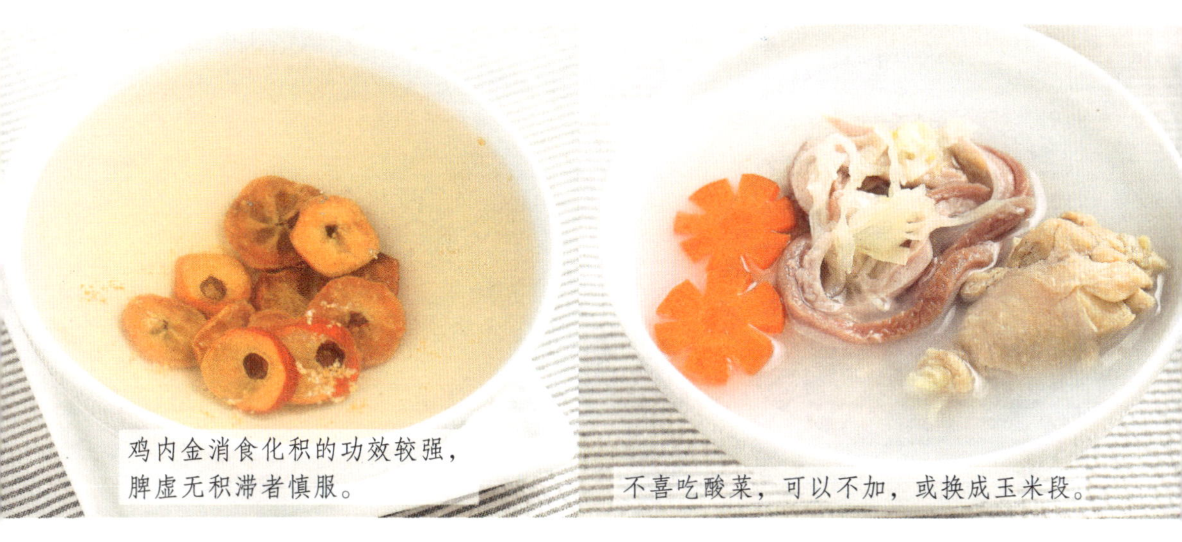

鸡内金消食化积的功效较强，脾虚无积滞者慎服。

不喜吃酸菜，可以不加，或换成玉米段。

山楂鸡内金汤

原料：鸡内金 15 克，山楂片 30 克。

做法：❶山楂片洗净；鸡内金研磨成粉。❷将山楂片放入砂锅中，加适量清水，大火煮沸后改小火煮 20 分钟，放入鸡内金粉，再次煮沸，即可饮用。❸也可以将两者放入水杯中，用沸水冲泡饮用。

食疗功效

消食化积、健运脾胃。

膳食建议

针对消化不良症状，可短期使用鸡内金辅助消食化积，但症状缓解后应立即停用。

猪肚胡萝卜汤

原料：猪肚 1 个，鸡腿 2 个，胡萝卜 1 根，酸菜 20 克，盐适量。

做法：❶猪肚清洗干净，切条，用沸水汆烫后捞出洗净。❷鸡腿用沸水汆烫后捞出洗净。❸胡萝卜洗净，切片；酸菜洗净，切丝。❹猪肚和鸡腿放入砂锅中，加水，大火煮沸后改小火煲 2 小时。放入胡萝卜和酸菜煮熟，加盐调味即可。

食疗功效

补虚益胃。

膳食建议

酸菜中含有较多的盐分和亚硝酸盐，不宜过量食用。

滋阴润肺药膳

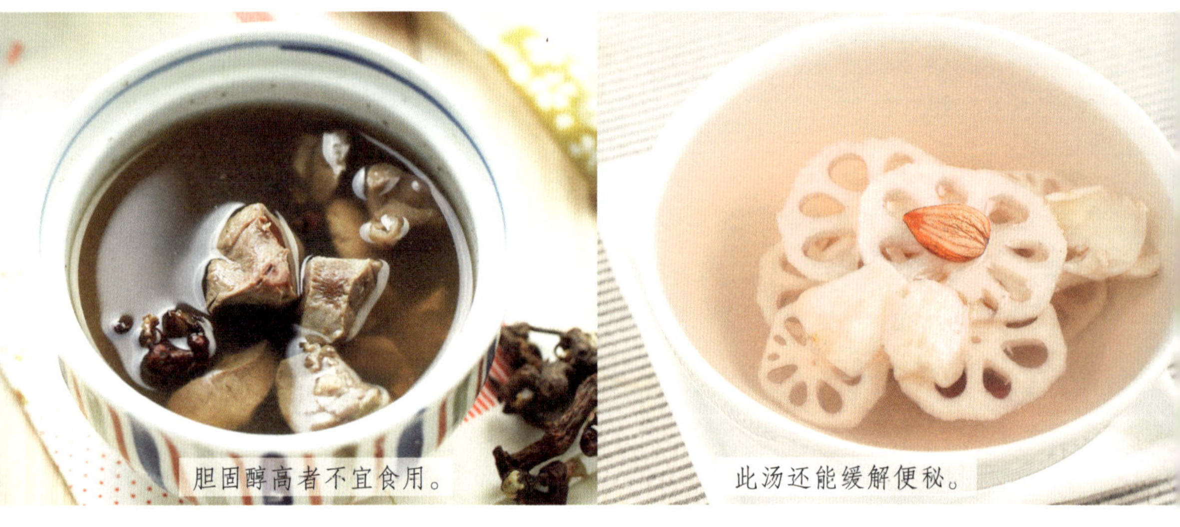
胆固醇高者不宜食用。
此汤还能缓解便秘。

枳椇子炖猪心肺

原料：枳椇子30克，甘蔗200克，猪心150克，猪肺100克，盐、料酒、酱油、胡椒粉各适量。

做法：①枳椇子洗净；甘蔗洗净，切小块；猪心和猪肺分别洗净，切小块。②锅内放入适量水，加入猪心、猪肺煮沸，撇去浮沫，加入枳椇子、甘蔗、盐、料酒、酱油、胡椒粉，改小火炖至猪心、猪肺熟烂入味即可。

食疗功效

滋阴润燥、补肺养肝。

膳食建议

枳椇子具有润肠通便的作用，能够改善便秘症状。

百合莲藕汤

原料：莲藕100克，干百合10克，甜杏仁5克，白糖适量。

做法：①干百合洗净，清水浸泡2小时；莲藕洗净，去皮，切片；甜杏仁洗净，沥干水分。②百合、莲藕、甜杏仁放入砂锅中，加入适量清水，大火煮沸后改小火煲20分钟，最后加白糖调味即可。

食疗功效

滋阴润肺、止咳祛痰。

膳食建议

本汤适合秋冬干燥季节或体质偏热者食用。

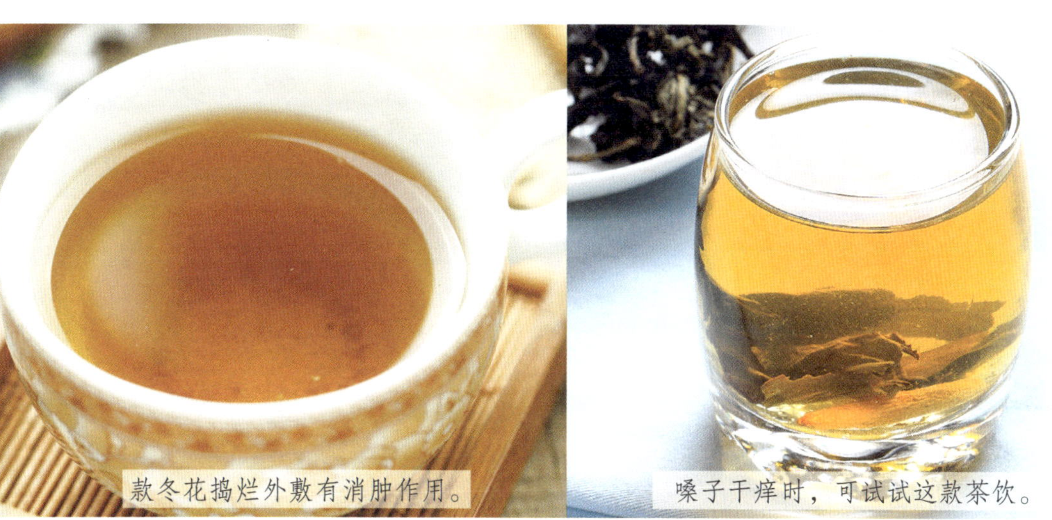

款冬花捣烂外敷有消肿作用。

嗓子干痒时，可试试这款茶饮。

款冬花茶

原料： 款冬花 3 克，冰糖适量。

做法： 将洗净的款冬花和冰糖一起放入茶壶中，冲入沸水，加盖闷泡即可。

食疗功效

滋阴润肺、止咳祛痰。

膳食建议

款冬花适宜治燥咳，尤其是阴虚燥咳。

麦门冬绿茶

原料： 麦门冬 10 克，绿茶适量，冰糖适量。

做法： 将麦门冬和绿茶、冰糖一起放入杯中，冲入沸水，浸泡 5 分钟后即可饮用。

食疗功效

养阴生津、润肺清心。

膳食建议

隔夜的茶水不宜饮用。

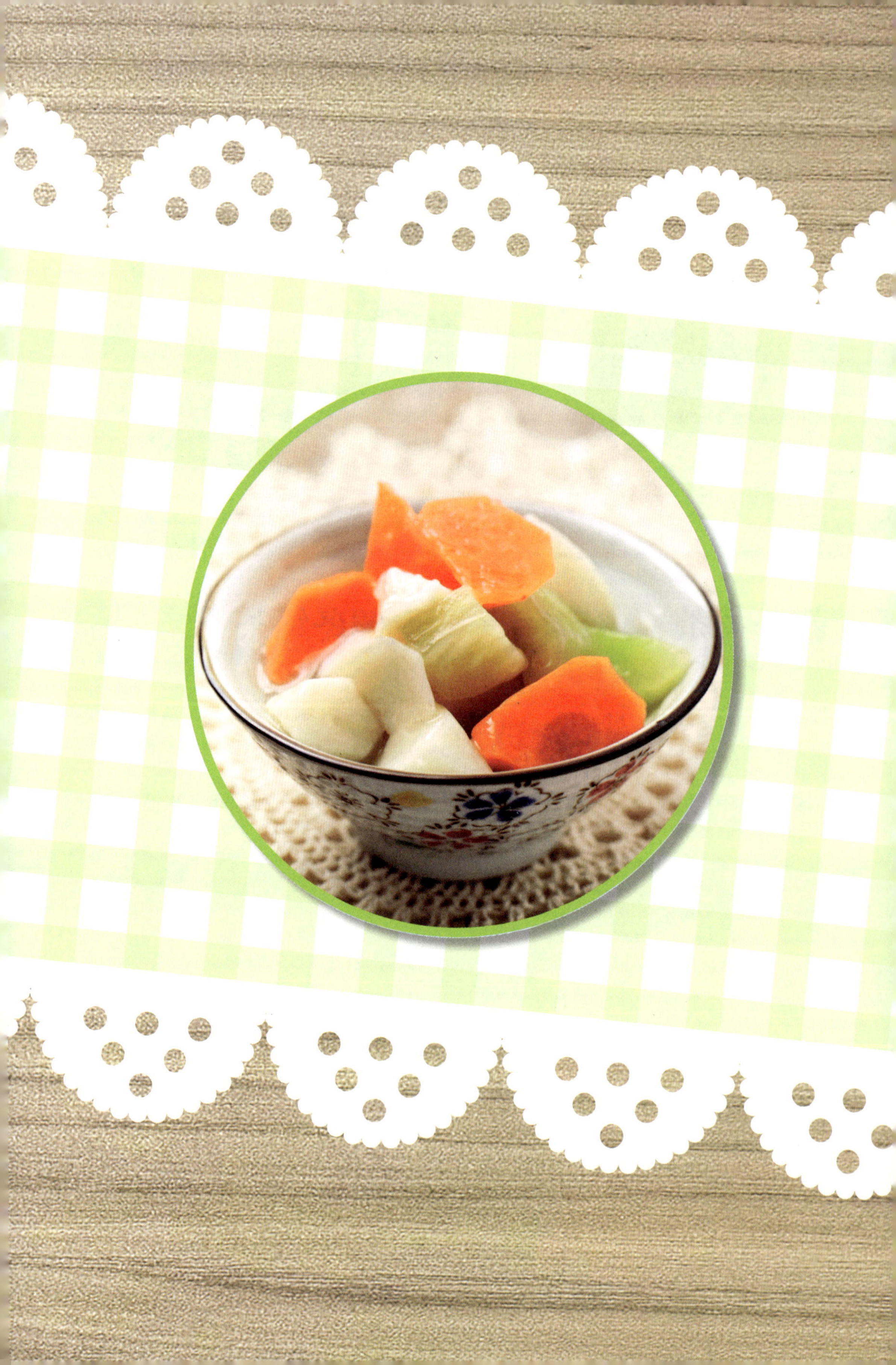

第四章
药膳养生，因人制宜

药膳养生作为中华传统医学的瑰宝，深受大众青睐的原因在于“因人制宜”原则的充分运用。每个人的年龄、性别等方面各不相同，因此，在选用药膳时，应当充分考虑个体差异，做到因人而异，量身定制。例如，女性适宜选用美容养颜的药膳；男性适宜选用壮阳补肾的药膳；儿童身体娇嫩，不应选择大补的药材；老人肝肾不足，药材不宜温燥。只有科学合理地选择药膳食材与配方，方能达到养生效果。

女性瘦身养颜药膳

山楂减肥茶

山楂内含有酸性物质，可促进胃液分泌，促进新陈代谢，加速脂肪的分解，达到减肥瘦身的目的。

原料

山楂5克

菊花1朵

食材挑选

新鲜的山楂颜色多为红亮或淡红色，表面有光泽。颜色过深或过浅的山楂可能不够新鲜或成熟度不够，应避免选择晦暗无光的山楂。

烹饪做法

山楂洗净，切片，与洗净的菊花一同用开水冲泡，盖上盖子闷5分钟左右即可饮用。

膳食建议

不少女性喜欢用山楂泡水喝，以期达到开胃消食、辅助减脂的效果。喝山楂水时，我们需要注意以下几点事项。

1 山楂水最好选择在饭后半小时至1小时饮用，此时胃内的食物已部分被消化，能有效缓冲山楂水对胃黏膜的直接刺激。

2 正在服用药物者在喝山楂水前，最好咨询医生或药师，确认其与同服药物之间是否存在相互作用。

3 孕妇应避免大量喝山楂水，特别是孕早期和有流产史的女性。

食疗功效

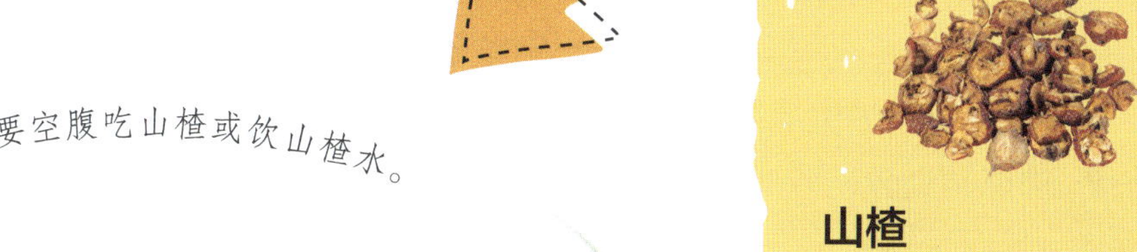

不要空腹吃山楂或饮山楂水。

山楂

山楂味酸、甘，性微温，有消食健胃、行气散瘀、化浊降脂的功效。

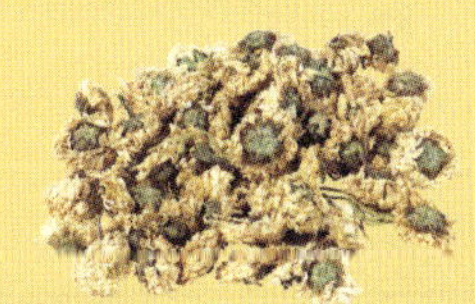

菊花

菊花味甘、苦，性微寒，有散风清热、平肝明目、清热解毒的功效。

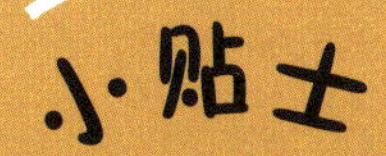

每日饮用 2~3 杯为宜，以免对肠胃造成刺激。

荷叶山楂薏米饮

荷叶山楂薏米饮有润肠通便、控制血压、健脾胃、祛湿气的功效，能够辅助预防便秘、降低血压、促进消化、提高胃肠道功能。

原料

荷叶 60 克
山楂 10 克
薏米 40 克

食材挑选

应选择叶片完整，无明显破损、撕裂、虫蛀的荷叶，发黄、发黑或有褐色斑的荷叶不宜选择。

烹饪做法

将所有材料混合研为细末，放入杯中，用沸水冲泡即可饮用。

膳食建议

荷叶茶、荷叶粥不仅简单易做，而且有消脂减肥的效果。不过，需要注意的是荷叶有收敛止血作用，女性如果本身有痛经的情况或者正处于月经期间，则不建议喝荷叶茶、荷叶粥。

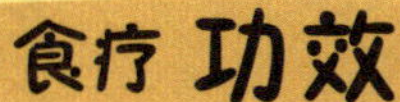

食疗功效

此道茶饮偏寒凉，可搭配生姜或大枣同泡。

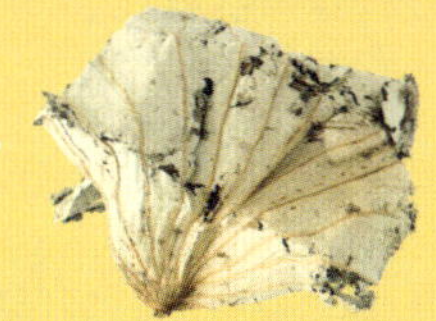

荷叶

荷叶味苦，性平，有清暑化湿、升发清阳、凉血止血的功效。

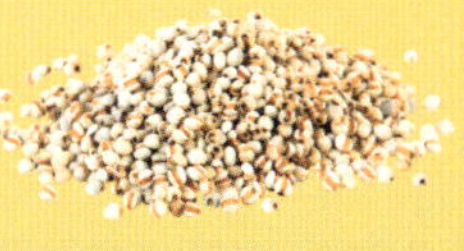

薏米

薏米味甘、淡，性凉，有利水祛湿、健脾止泻的功效。

小贴士

此方还有助于降血压，适宜高血压人群饮用。

男性壮阳药膳

鹿茸枸杞子乌鸡汤

此汤可补肾益肝、壮阳祛寒、补益气血，适用于肾阳虚或肾精不足引起的腰膝酸软、夜尿频多等症。

原料

乌鸡1只
鹿茸5克
枸杞子6克
生姜6克
大枣2颗
盐适量

食材挑选

新鲜的乌鸡肉应该富有弹性且无异味，用手按一下能够迅速恢复到原来的状态。如果肉质松软无弹性，并能闻到明显的异味，则可能是存放时间较长或品质不佳，应避免购买。

烹饪做法

1. 乌鸡洗净，斩件，沸水汆5分钟，去血水，捞出洗净；枸杞子、鹿茸分别洗净；大枣洗净去核；生姜切片。

2. 将枸杞子外的材料放入瓦罐内，加适量水，盖上盖，隔水炖4小时，加入枸杞子，5分钟后加盐调味即可。

膳食建议

鹿茸为“东北三宝”之一，非常名贵，日常可泡酒，也可与鱼肉、鸡肉、牛肉、羊肉等一起炖煮，有温肾壮阳之功。

食疗 功效

夏季及体质偏热者慎用鹿茸，以免加重内热。

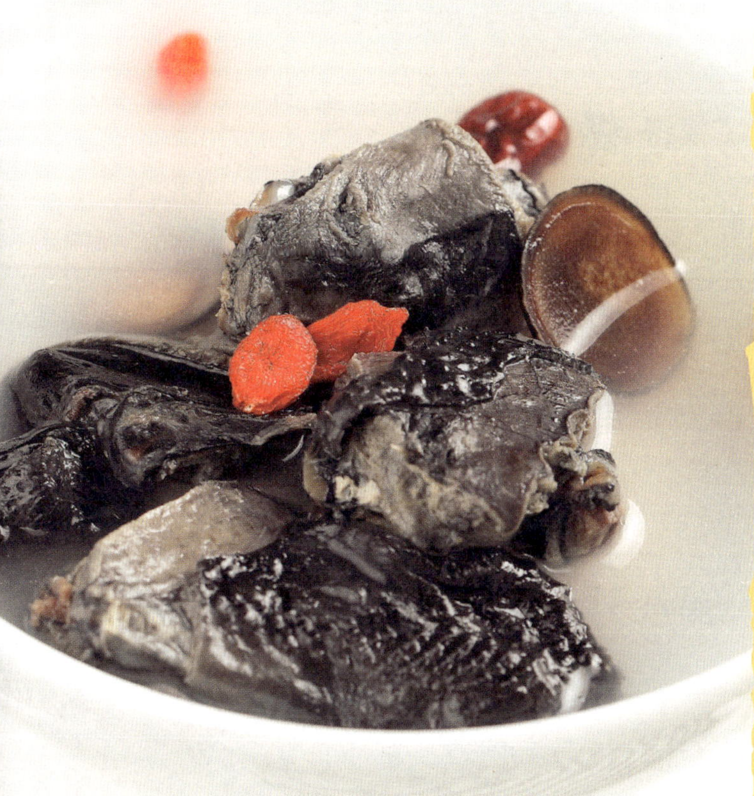

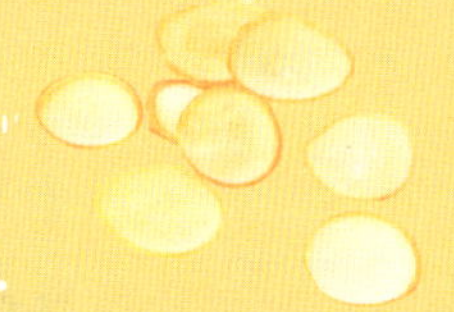

鹿茸

鹿茸味甘、咸，性温，有壮肾阳、益精血、强筋骨、调冲任、托疮毒的功效。

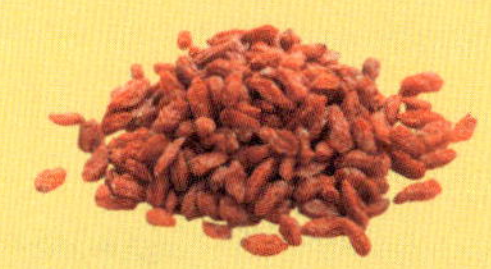

枸杞子

枸杞子味甘，性平，有滋补肝肾、益精明目的功效。

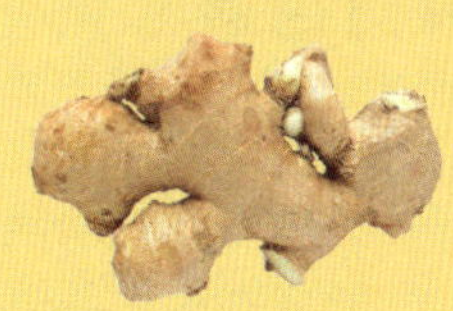

生姜

生姜味辛，性微温，有解表散寒、温中止呕、化痰止咳的功效。

小贴士

食用鹿茸期间，应避免食用生冷、寒凉的食物。

锁阳羊肉汤

锁阳羊肉汤对于身体虚寒、冬季手脚冰冷、男性性功能障碍等症有一定的改善作用。

原料

锁阳 15 克
羊肉 100 克
生姜 8 克
香油适量
盐适量

食材挑选

优质锁阳的表面呈红棕色至深棕色，质地坚硬，不易折断，断面略显颗粒性。

烹饪做法

1. 锁阳洗净；生姜洗净，切片；羊肉洗净，切块，用开水氽 3 分钟，去血水后捞出，用温水冲干净。

2. 羊肉、锁阳和生姜片放入砂锅中，加入适量水，大火煮沸转小火煲 2 小时，加盐调味，最后淋上香油即可。

膳食建议

可在汤中加入白萝卜，以中和羊肉的燥热性。锁阳单次用量不宜超过 20 克，以免上火。

食疗功效

锁阳多生长于荒漠，有“不老药”的美称。

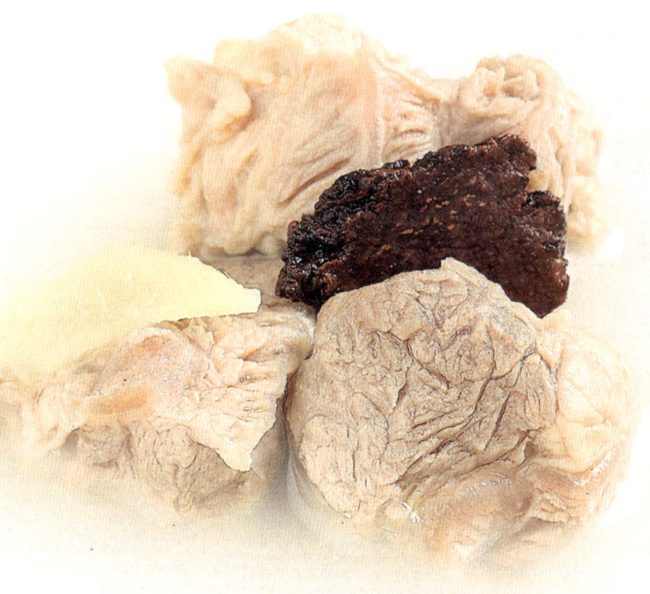

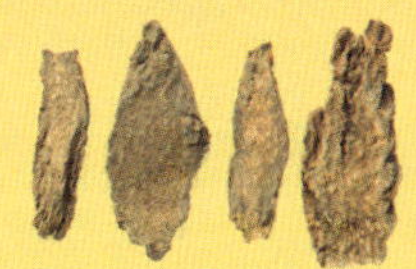

锁阳

锁阳味甘，性温，有补肾阳、益精血、润肠通便的功效。

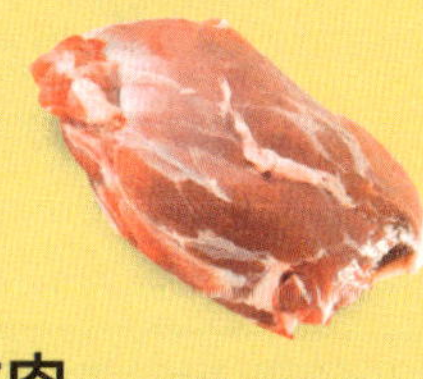

羊肉

羊肉有温补气血的功效，尤其适合秋冬季节食用。

小贴士

火盛便秘、阴虚火旺者忌用锁阳。

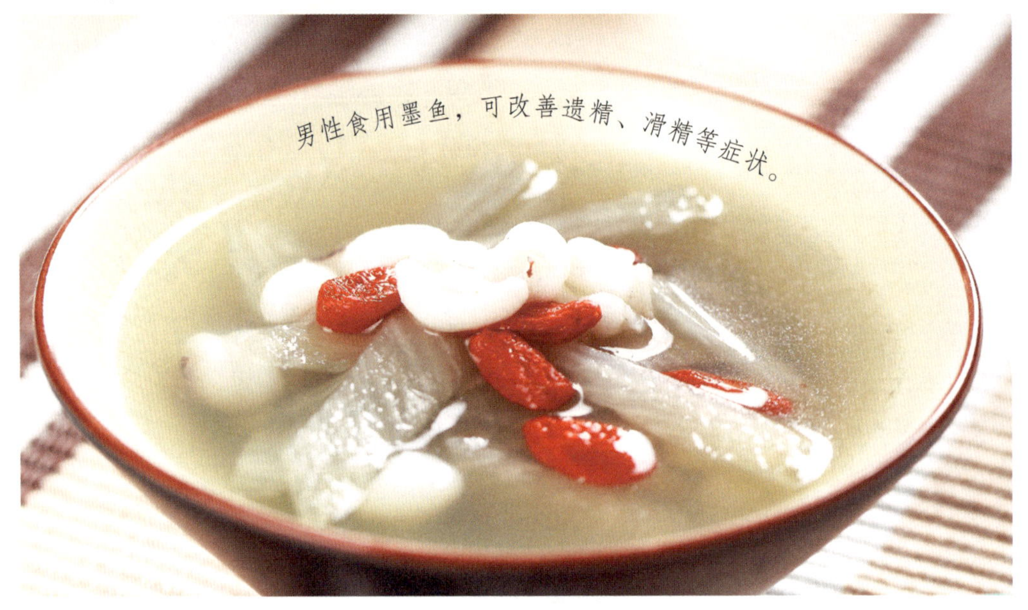

墨鱼补肾汤

墨鱼又称“乌贼”，具有滋阴补肾、养肝血的作用，有助于调节体内的阴阳平衡，可改善肾阴不足引起的多种症状。

原料

墨鱼 1 条

枸杞子 10 克

山药 30 克

骨汤 800 毫升

盐适量

做法

❶墨鱼洗净，去除内脏杂质，取肉，切条，氽水后沥干。❷山药去皮，切条，放入锅中，加入骨汤，煮 3 分钟后，再放入墨鱼煮 3 分钟，加盐调味，撒入枸杞子略煮片刻即可。

处理墨鱼时，如果墨鱼的胆破裂，要快速清洗干净，否则会导致汤带有苦味。

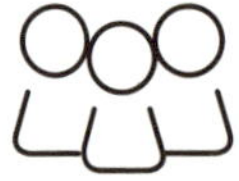

适用人群

阳痿、滑精、小便频繁者

食疗功效

补肾壮阳、益气健脾

膳食建议

脾胃虚寒者不宜多食墨鱼。

葱姜羊肉粥

此药膳中的羊肉、生姜和胡椒粉这三种温性食材能够驱走体内寒气，强壮阳气。

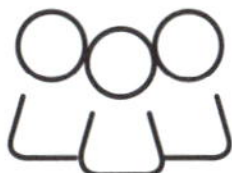

适用人群

阳痿、滑精、小便频繁者

食疗功效

温肾助阳、补气养血

膳食建议

生姜和胡椒粉不仅可以温中散寒，还能去除羊肉的腥膻味。

原料

羊肉 250 克	葱 5 克
粳米 100 克	盐适量
生姜 10 克	胡椒粉适量

做法

❶羊肉洗净，切块，用开水汆 3 分钟，去血水后捞出，用温水冲干净；生姜洗净，切成丝；葱洗净，切碎；粳米洗净，浸泡 30 分钟。❷锅置火上，放入羊肉块和适量水，大火烧沸后改小火，煮约 1 小时。❸放入粳米，用中火煮成粥，放入姜丝、葱花、盐、胡椒粉，继续煮 5 分钟即可。

优质羊肉肉色鲜红均匀、有光泽，肉质细而紧密有弹性，气味新鲜无异味。

适合病后体虚者食用。

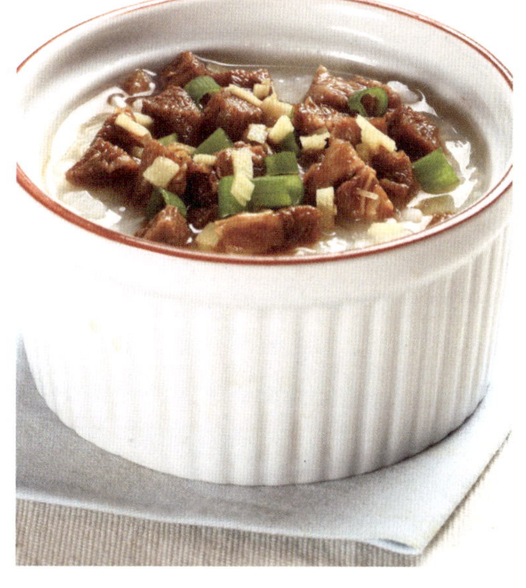

中老年保健药膳

莲子百合瘦肉汤

百合和莲子都具有养阴润肺的作用，对于肺热、肺燥引起的咳嗽、咳痰等症状有一定的缓解作用。

原料

莲子 50 克
鲜百合 20 克
猪瘦肉 100 克
生姜 8 克
高汤 600 毫升
盐适量
淀粉适量
料酒适量

食材挑选

优质莲子的颜色通常是自然泛黄的白色，即白中带黄。如果莲子通体雪白，没有一丝杂色，那很可能是经过特殊处理的，应谨慎购买。

烹饪做法

1. 猪瘦肉切薄片，加淀粉、料酒抓匀，腌制 15 分钟；百合洗净，掰成小瓣；莲子去心，用清水浸泡 2~4 小时；生姜洗净，切片。

2. 砂锅中放入高汤、生姜片、莲子，大火烧开后转小火煮至莲子变软，放入猪瘦肉，大火煮 10 分钟，加百合再煮 2 分钟，最后加盐调味即可。

膳食建议

老年人饮用此汤应少加盐。

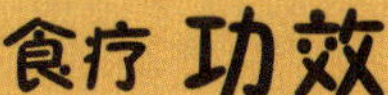

此汤还有养心安神的功效，适合睡眠质量差、烦躁易怒者。

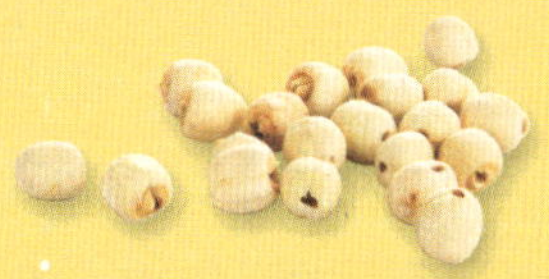

莲子

莲子味甘、涩，性平，有补脾止泻、止带、益肾涩精、养心安神的功效。

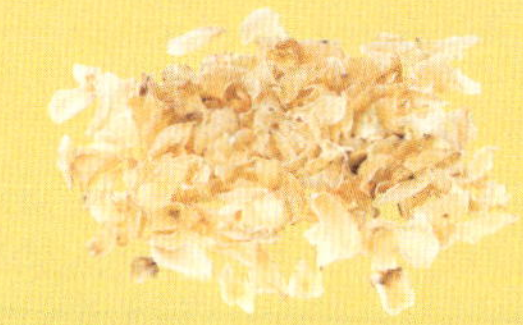

百合

百合味甘，性寒，有养阴润肺、清心安神的功效。

小贴士

燥热便秘者应少食莲子。

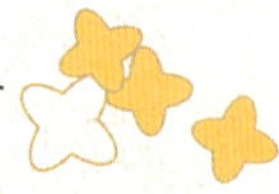

茯苓大枣小米粥

茯苓、大枣和小米中的多种营养物质共同作用，可以在一定程度上增强体质，提高身体的抵抗力。

原料

茯苓 10 克

赤小豆 5 克

小米 50 克

大枣 5 颗

食材挑选

优质茯苓质坚实，断面颗粒感均匀，粉性足，有酸味、霉味或刺激性气味的茯苓不建议购买。

烹饪做法

1. 茯苓、赤小豆、小米分别洗净，提前用清水浸泡；大枣洗净，对半切，去核。

2. 所有材料一同放入锅内，加入适量水，小火慢煮至熟即可。

膳食建议

煮粥是药膳的一种常见的制作方法，《本草纲目》中记载：“每晨起，食粥一大碗。空腹胃虚，谷气便作，所补不细。又极柔腻，与肠胃相得，最为饮食之妙诀。”但是要注意，因为粥品一般升糖较快，所以血糖高者要严格控制食用量。

粥虽然好消化，但老年人不能只食粥，还得注意营养均衡。

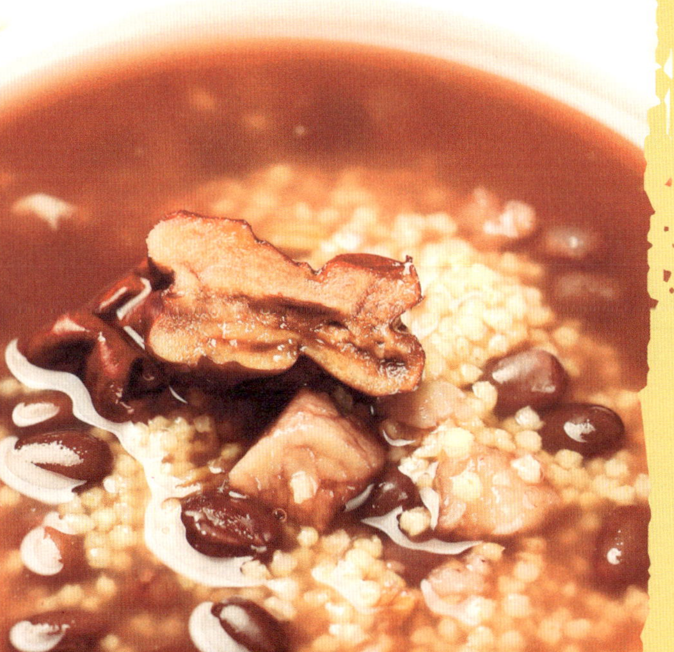

食疗 功效

茯苓

茯苓味甘、淡，性平，有利水渗湿、健脾宁心的功效。

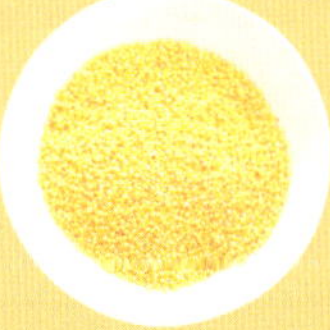

小米

小米有健脾养胃、和中益肾的功效，对脾胃虚弱、消化不良等有调理作用。

小贴士

茯苓有利水渗湿的作用，尿频者应谨慎食用。

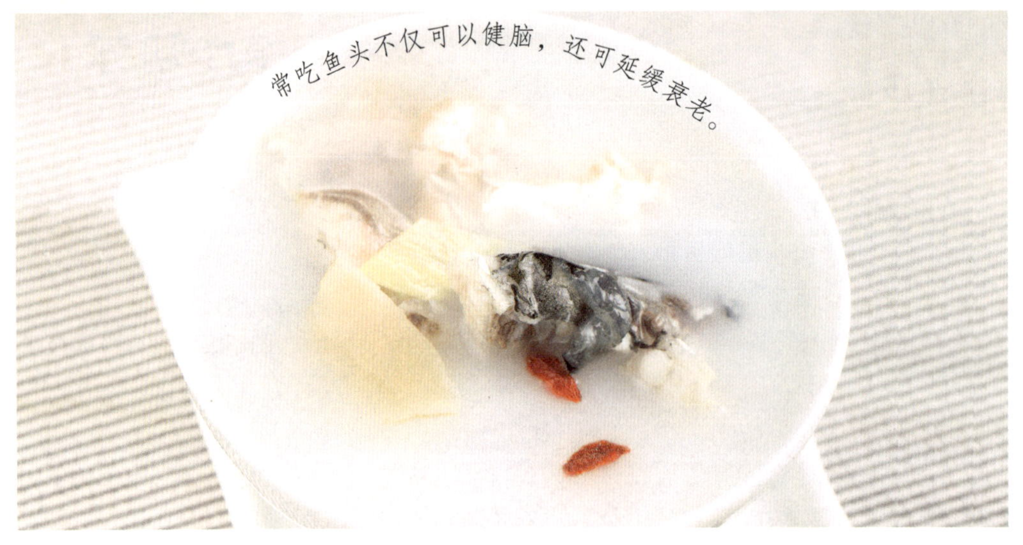

天麻鱼头汤

天麻是一种名贵的中药材，可益气定惊、镇痛养肝、祛风湿、强筋骨。鱼头肉质细嫩，含丰富的不饱和脂肪酸，常饮此汤可补虚强身。

原料

胖头鱼鱼头 1 个

天麻 20 克

枸杞子 10 克

生姜 8 克

料酒适量

盐适量

油适量

做法

❶将胖头鱼鱼头处理干净，在颈肉两边各划两刀，抹上盐和料酒腌制一段时间。❷枸杞子洗净；天麻用清水泡发；生姜洗净，切片。❸锅中放油烧热，放入生姜片和鱼头，鱼头煎至两面金黄，加适量水，放入天麻，大火煮沸转小火煲 30 分钟，出锅前加盐和枸杞子即可。

可以将鱼头纵向切开，在锅中平铺，减少炖煮时间。

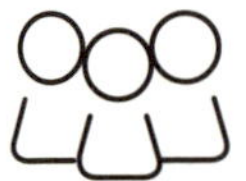

适用人群

头痛眩晕、神经衰弱者

食疗功效

延缓衰老、健脑强身

膳食建议

中老年人饮食应清淡，做到少油、少盐、少糖，多吃谷类、蔬果、奶类、鱼类等食物，以摄入丰富的营养。

紫菜虾米蛋花汤

紫菜的蛋白质、铁、磷、钙、胡萝卜素等含量较高，故有“营养宝库”的美称。紫菜可补血保肝，还能软坚散结、清热化痰、补肾养心。

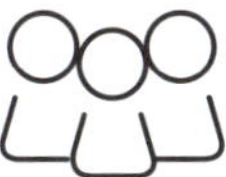

适用人群

肝肾阴虚、免疫力较低者

食疗功效

滋补肾阳、滋阴养血

膳食建议

紫菜可以做成各种汤品，如紫菜蛋花汤、猪肝紫菜汤、紫菜木瓜汤、番茄紫菜牛肉汤等。

原料

紫菜 10 克　葱适量

虾米 10 克　香油适量

鸡蛋 1 个　盐适量

做法

❶紫菜撕碎；鸡蛋打入碗内，搅匀；虾米洗净；葱洗净，切碎。❷锅中放入虾米，加适量水煮沸，淋入鸡蛋液，加紫菜、葱花和盐，最后淋上香油即可。

紫菜与鸡蛋煲汤食用，能够提高食欲，为身体补充较为全面的营养。

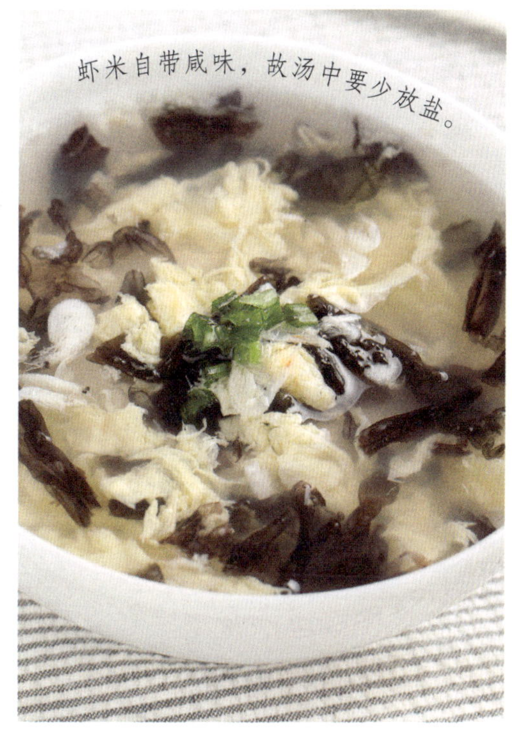

儿童成长药膳

素烧三宝

莴笋有清热降火、健脾开胃、促进消化的作用。胡萝卜中含有胡萝卜素，儿童多吃可以养肝明目，并且能预防夜盲症、增强免疫力。

原料

山药 50 克
胡萝卜半根
莴笋 50 克
蒜 6 克
盐适量
油适量

食材挑选

优质的山药表皮应呈黄褐色或淡褐色，避免选择发黑或发白的山药。粗壮、圆滑、直挺的山药通常肉质更加饱满，口感更好，避免选择奇形怪状、歪歪斜斜的山药。

烹饪做法

1. 山药、胡萝卜、莴笋分别去皮，洗净，切块；蒜剥好后洗净，切片。

2. 锅置火上，放油烧热，加蒜片爆香，再放入山药块、胡萝卜块和莴笋块，翻炒片刻，放入盐调味即可。

膳食建议

菜中还可加入香菇、木耳等菌菇类食材，不仅能丰富菜品的口感和风味，还能增加营养。

食疗 功效

菜品颜色丰富，能勾起孩子的食欲，让他们大快朵颐。

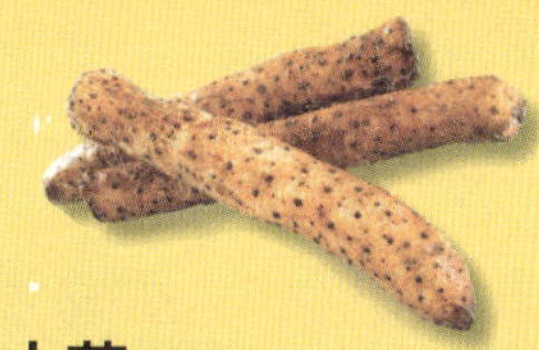

山药

山药味甘，性平，可补脾肾。

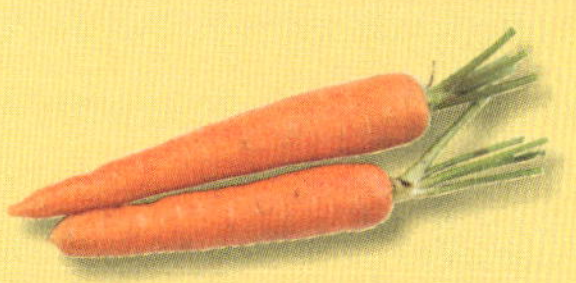

胡萝卜

胡萝卜中丰富的维生素A和抗氧化成分对视力、免疫力、肠道及皮肤健康均有积极作用。

小贴士

很多孩子不爱吃胡萝卜，可以把胡萝卜切碎加面粉做成饼，或者加肉末做成丸子。

黑芝麻核桃仁粥

黑芝麻和核桃都可以增强记忆力和注意力，能够增强脾胃的运化功能，从而缓解食欲不振、消化不良等症状。

原料

黑芝麻 20 克
核桃仁 30 克
粳米 100 克
白糖适量

食材挑选

优质的黑芝麻应该有自然的光泽，颜色均匀且呈深黑色。如果颜色过于鲜亮或暗淡，可能是经过染色处理或存放过久，不宜购买。

烹饪做法

1. 黑芝麻炒香；核桃仁洗净；粳米洗净，清水浸泡 30 分钟。

2. 锅内放入粳米和适量水，大火煮沸后改小火，放入核桃仁和黑芝麻，将粥煮至略稠，加白糖调味即可。

膳食建议

核桃仁的外皮有一定的苦涩味道，会在一定程度上影响口感。若对口感要求较高，可将外皮去掉；若注重营养的完整性，可保留外皮。

孩子常食核桃，可健脑益智，注意一次不能食用太多。

食疗 功效

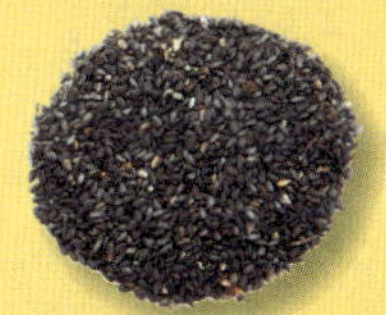

黑芝麻

黑芝麻味甘，性平，有补肝肾、益精血、润肠燥的功效。

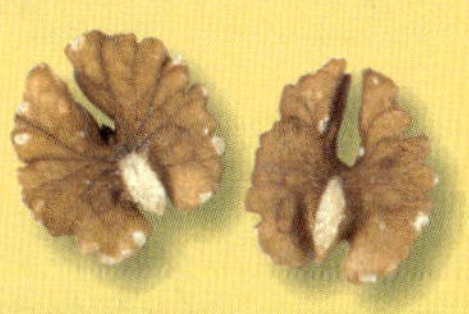

核桃仁

核桃仁味甘，性温，有补肾、温肺、润肠的功效。

小贴士

对于年龄较小的孩子，可以做成米糊喂食。

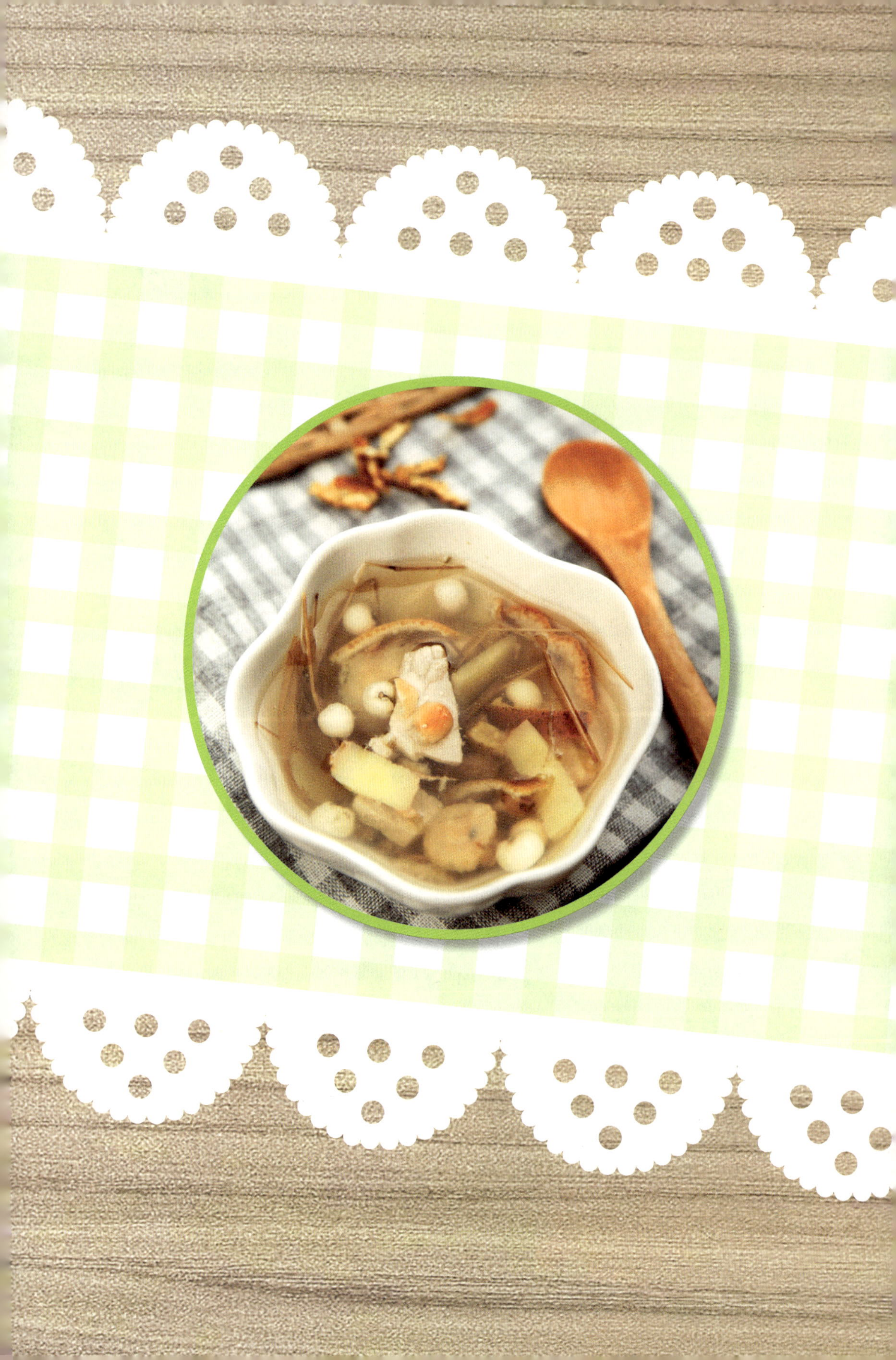

第五章
四季药膳推荐

四季药膳是结合了自然界的季节变化与人体生理机能的需求，精心配制而成的食疗佳品。春季，万物复苏，宜选用具有生发之气、能助阳气上升的药膳，如花椒拌春笋；夏日炎炎，银耳莲子绿豆汤便是清热解暑、生津止渴的上选；秋风送爽，燥邪当令，饮用玉竹老鸭汤能滋阴润燥；冬季寒冷，机体需更多热量御寒，大枣当归乌鸡汤等温补药膳能温阳散寒、增强体质。

春 | 春季，万物复苏，人体阳气渐升，宜选用清淡温和、疏肝解郁的药膳。

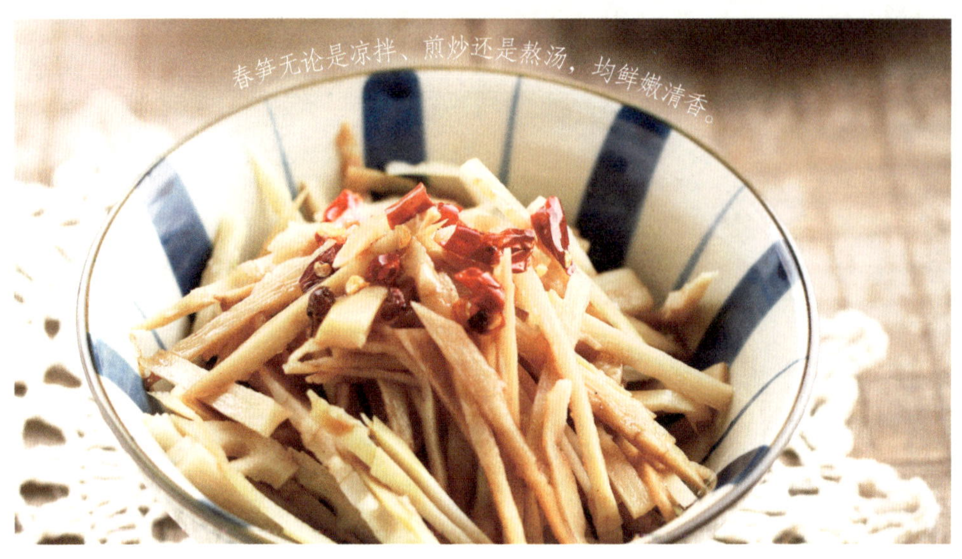

花椒拌春笋

春笋富含膳食纤维，有助于促进胃肠蠕动，帮助消化并预防便秘。花椒也可以促进消化液分泌，有助于食物的消化和吸收。

原料

春笋 200 克
花椒 5 克
干辣椒适量
盐适量
醋适量
酱油适量
油适量

做法

❶春笋洗净，剥除硬壳，切条。❷锅中加水，把切好的笋条倒入锅中焯煮至断生，捞出迅速过凉水，控干水后，放碗中备用。❸油锅烧热，放入花椒、干辣椒，小火炸出香味，再放入盐、醋、酱油搅拌均匀，最后浇在春笋上即可。

春笋凉拌或炒制之前应先用沸水焯煮一下，以去除涩味。

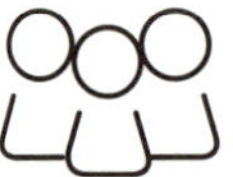

适用人群

体质偏寒者

食疗功效

增强食欲、温中行气

膳食建议

春笋膳食纤维丰富，胃肠功能较差者不宜多吃。

香椿拌豆腐

“雨前香椿嫩如丝”，春季正是吃香椿的时节。中医认为，香椿具有清热解毒、止血止痛、开胃理气等功效，有助于止泻、抗菌、消炎、利尿。

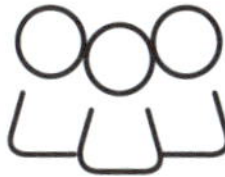

适用人群

脾胃湿热者

食疗功效

健脾利湿

膳食建议

香椿醇香爽口，营养价值高，凉拌、炒食、煮汤皆可。

原料

香椿 50 克

豆腐 250 克

香油适量

盐适量

做法

❶豆腐切块，焯至断生；香椿用沸水略烫，切碎末。❷将香椿末撒在豆腐块上，加香油、盐搅拌均匀即可。

香椿焯水后立即放入冷水中，可保持其翠绿颜色和脆嫩口感。

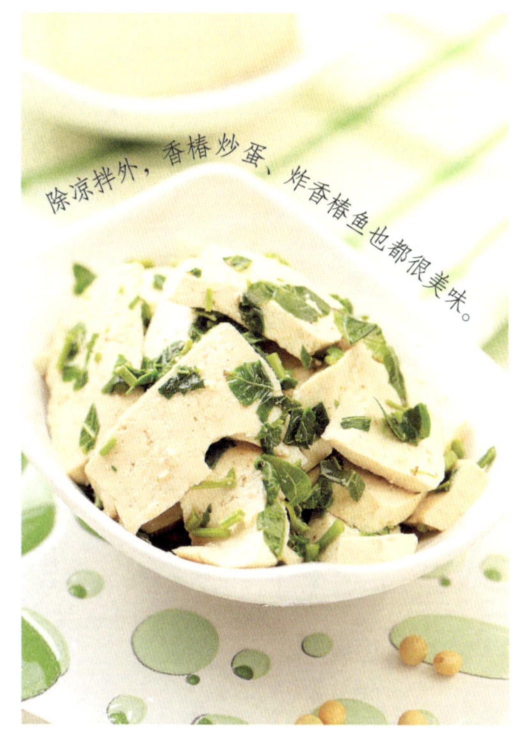

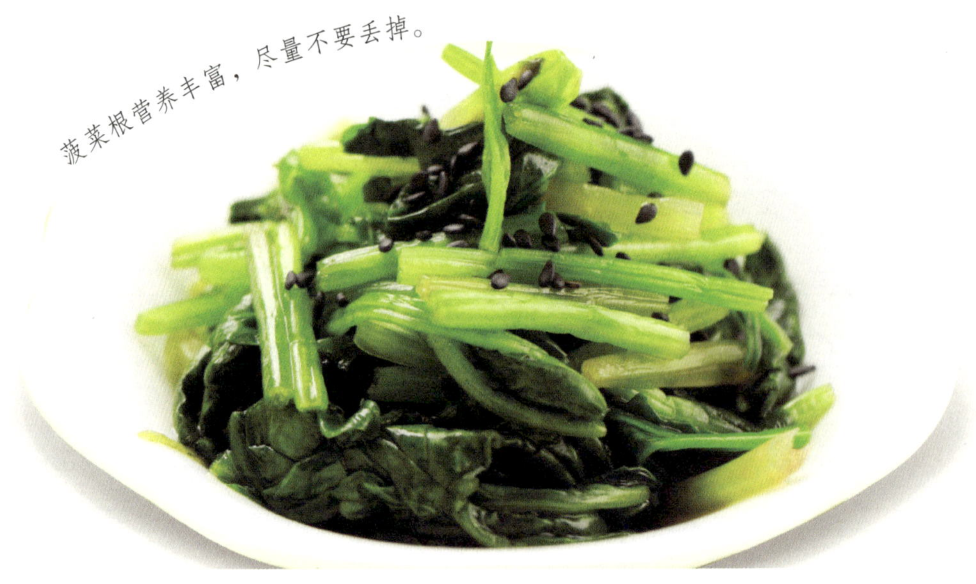

黑芝麻拌菠菜

菠菜中的植物粗纤维和黑芝麻中的油脂成分都有助于促进肠道蠕动，改善便秘。

原料

菠菜 200 克
黑芝麻 15 克
盐适量
香油适量
醋适量
白糖适量

做法

❶黑芝麻炒香；菠菜洗净，切大段。❷锅中放入适量水和盐，烧开后放入菠菜焯熟，捞出过凉水，用手将菠菜稍攥出水，装盘。加黑芝麻、盐、香油、醋、白糖，拌匀即可。

菠菜焯水时间不宜过长，以免菠菜过熟导致口感软烂和营养流失。

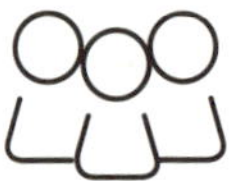

适用人群

大多数人

食疗功效

润肠通便、益气活血

膳食建议

春季的菠菜根红叶绿，鲜嫩可口，可防春燥。

杂豆糯米粥

春季虽然天气回暖，但冷空气活动频繁，经常出现“倒春寒”。若不注意保暖，容易阳气外泄，湿寒之气会趁机侵袭人体，影响机体正常生理功能，故饮食应相对平和，可适当吃些暖身暖胃的粥膳。

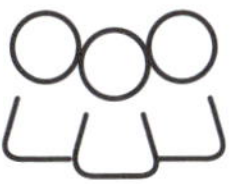

适用人群

便秘、贫血者

食疗功效

润肠通便、促进消化

膳食建议

水煮花生仁能够较好地保存其营养成分。

原料

花生仁 10 克	黄豆 10 克
糯米 30 克	黑豆 10 克
核桃 10 克	大枣 5 颗

做法

❶大枣洗净，去核，切片；核桃去壳；黑豆、黄豆、糯米洗净，提前泡发；花生仁洗净。❷将所有原料一同放入锅内，加入适量水，小火煲熟即可。

春季饮食应“省酸增甘，以养脾气”，煮粥时可以添加山药、大枣等甘味辅料。

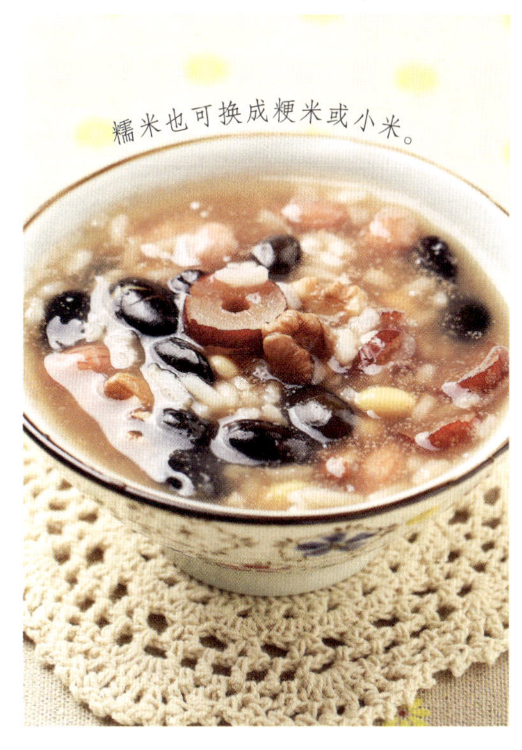

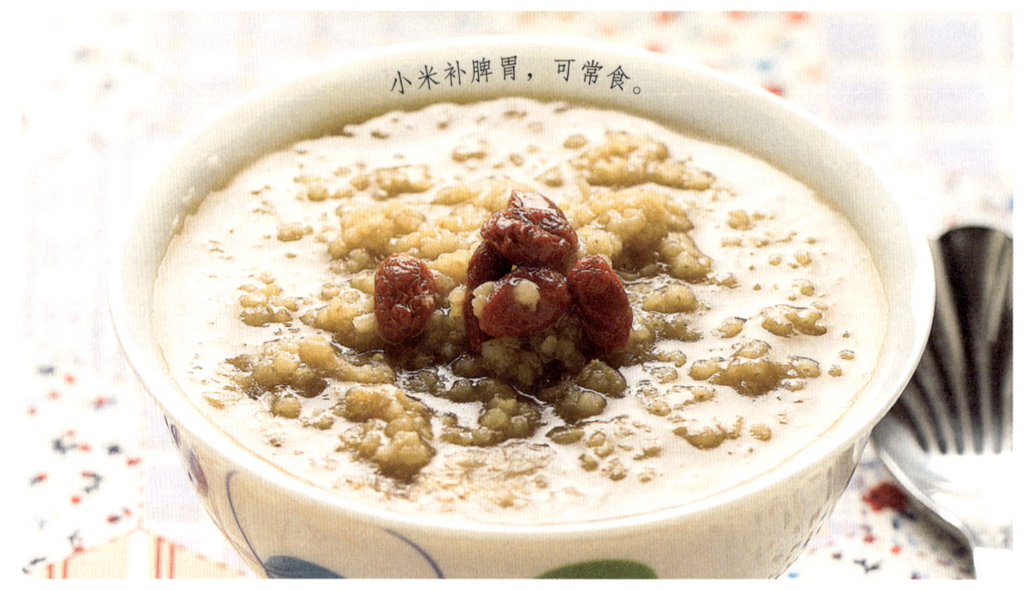

小米枸杞子粥

枸杞子有滋阴润燥的作用，与小米一起煮粥，可以增强健脾和胃的效果。

原料

小米 50 克

枸杞子 10 克

做法

❶小米、枸杞子分别洗净，小米用清水浸泡 20~30 分钟。❷锅中放适量水，大火烧沸后加入小米，改小火熬煮，其间适当搅拌以防止粘锅，待米烂粥稠时，将枸杞子放入锅中稍煮片刻即可。

在煮粥之前，应用清水轻轻淘洗小米，去除表面的灰尘和杂质。但注意不要过度搓洗，以免破坏小米的营养成分。

适用人群

脾胃虚弱者

食疗功效

健脾养胃、益精明目

膳食建议

春季肝气旺盛，肝木易克脾土，应着重养护脾脏。可多吃鲫鱼、胡萝卜、山药、小米等健脾食物。

山药薏米粥

春季喝粥，胜似补药。山药薏米粥作为一道传统药膳，有滋肾益精、健脾益气的功效。

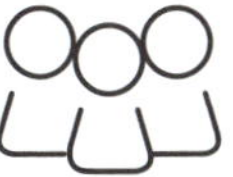

适用人群

脾胃虚弱者

食疗功效

清补脾肺、甘润益阴

膳食建议

糯米黏性大、不易消化，老人和儿童不宜食用过多，可换成粳米。

原料

山药 100 克

薏米 50 克

糯米 50 克

做法

❶山药去皮，洗净，切碎；糯米洗净，清水浸泡 4~6 小时；薏米洗净，清水浸泡 2~3 小时。❷将糯米、薏米、山药一起放入锅内，加适量水，煮至软烂即可。

山药最好选用铁棍山药，薏米以颗粒饱满、表皮呈黄白色或白色且有光泽者为佳。

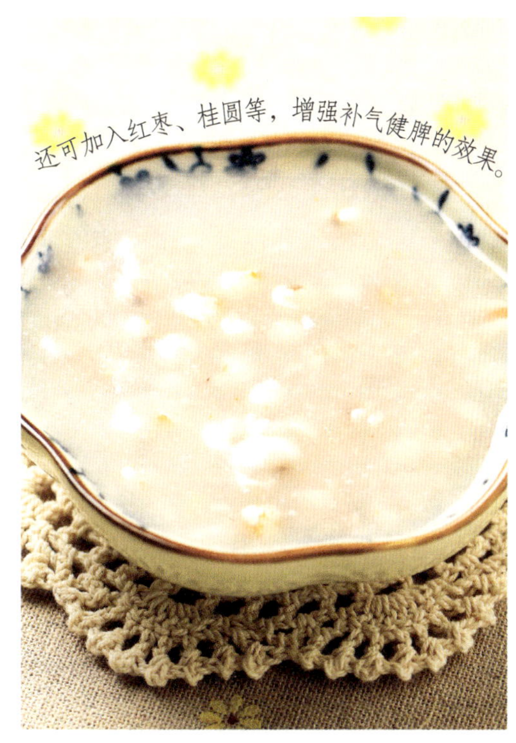

夏

夏季，烈日炎炎，人体易出汗，耗气伤津，此时应多选用清热解暑、生津止渴的药膳。

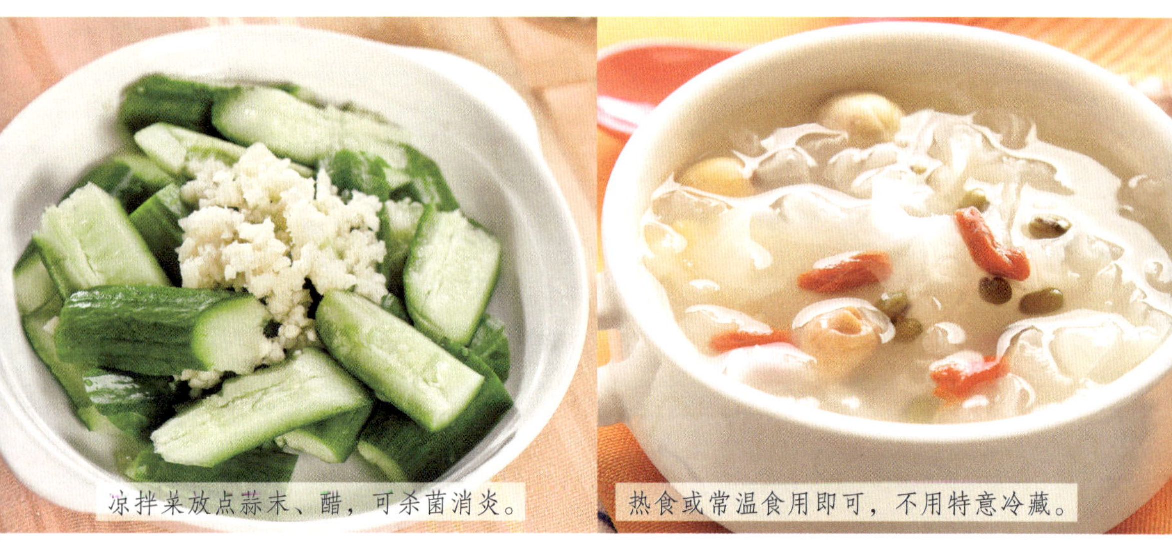

凉拌菜放点蒜末、醋，可杀菌消炎。

热食或常温食用即可，不用特意冷藏。

蒜泥拌黄瓜

原料：黄瓜1根，大蒜20克，盐适量。

做法：❶黄瓜洗净，拍扁，斜刀切块；大蒜去皮，洗净，拍碎。❷将黄瓜放入容器中，放入蒜末、盐拌匀即可。❸视个人口味添加酱油、醋、辣椒油等调料。

食疗功效

清热解毒、利尿除湿。

膳食建议

大蒜适宜生吃，肝病、眼疾患者及脾虚、腹泻者不宜多吃。

银耳莲子绿豆汤

原料：银耳、莲子各10克，绿豆30克，枸杞子5克，冰糖适量。

做法：❶绿豆洗净，清水浸泡4~6小时；银耳泡软，去蒂，撕成小朵；莲子去心，清水浸泡2~4小时。❷将上述食材放入锅中，加适量水，熬煮1小时，加入枸杞子、冰糖拌匀即可。

食疗功效

清热降火。

膳食建议

上午9~11点饮用可健脾，下午3~5点饮用有助于解暑。

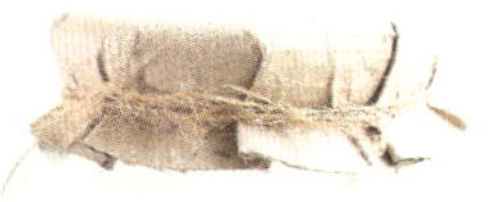
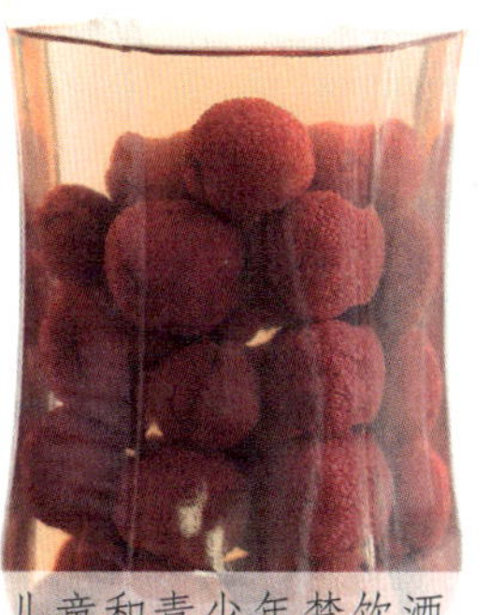
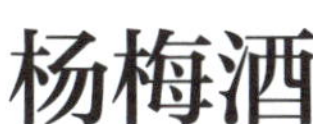

婴幼儿、儿童和青少年禁饮酒，药酒也不宜喝。

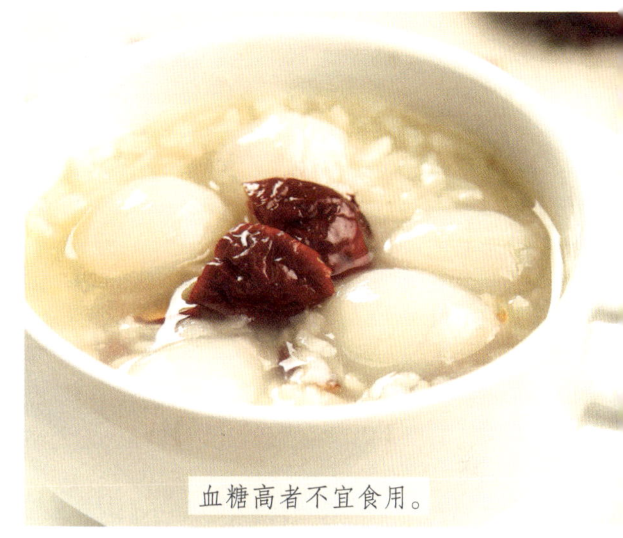

血糖高者不宜食用。

杨梅酒

原料： 杨梅 350 克，白酒 500 毫升，冰糖、盐水各适量。

做法： ❶杨梅用盐水浸泡 15 分钟，用清水洗净，自然晾干。❷按一层杨梅一层冰糖的顺序码放到干净带盖的容器中。❸倒入白酒，白酒要没过杨梅 1~2 厘米。❹盖子拧紧密封好，放置在阴凉通风处。❺浸泡 15~25 天即可 。

食疗功效

生津止渴。

膳食建议

食用杨梅前最好使用盐水浸泡，这样可以有效去除表面的污垢和农药残留。

荔枝大枣粥

原料： 荔枝 30 克，粳米 100 克，大枣 2 颗，冰糖适量。

做法： ❶荔枝去皮，去核；大枣洗净去核；粳米淘洗干净，用清水浸泡 30 分钟。❷锅中放入荔枝肉和粳米，加入适量水，大火烧沸后放入大枣，再改用小火熬煮成粥，加冰糖拌匀，稍煮即可。

食疗功效

开胃益脾、促进食欲。

膳食建议

荔枝不能代替主食大量食用，且不可空腹大量食用。

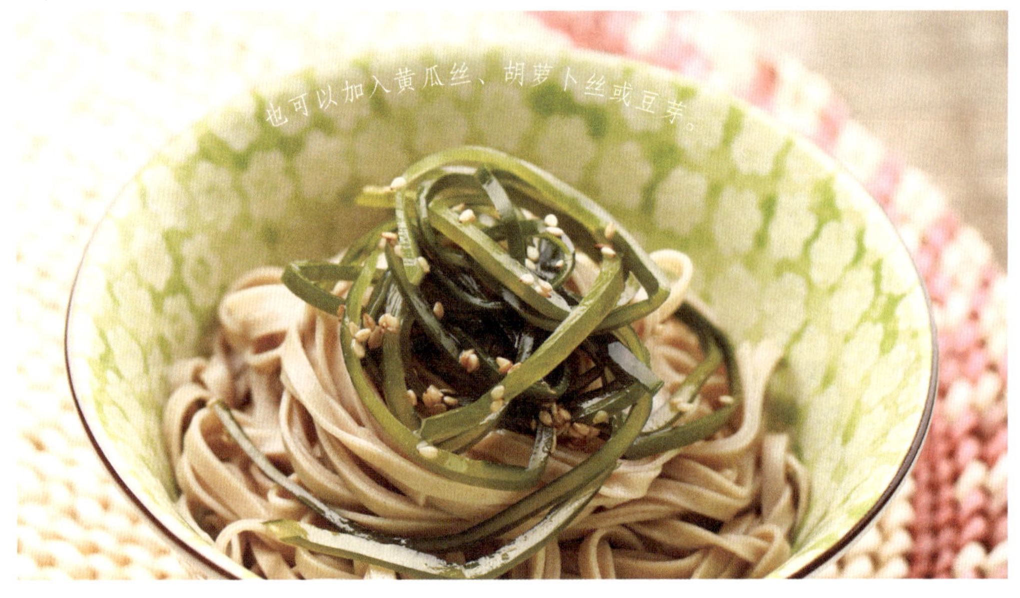

海带荞麦凉面

"冬至饺子夏至面"，炎炎夏季，来一碗清凉爽脆的凉面，爽口又爽心。

原料

荞麦面条 100 克
海带丝 20 克
酱油适量
醋适量
白糖适量
白芝麻适量
盐适量

做法

❶海带丝洗净。❷荞麦面条煮熟，捞出过凉水，沥去多余水分，放入碗中。❸用酱油、白糖、醋、盐调成汁，淋在面条上，最后放入海带丝、白芝麻拌匀即可。

加入白芝麻既能增香，又能增加营养。

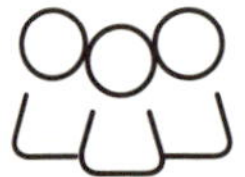

适用人群

"三高"患者、减肥者

食疗功效

祛湿消肿

膳食建议

荞麦性凉，不易消化，不可多食。

鱼腥草莴笋汤

莴笋具有通利小便、开胸利膈、顺气调中、清热止渴的作用。鱼腥草能清热解毒、利尿通淋、消痈排脓。

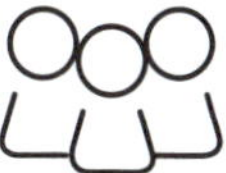

适用人群

肺热咳嗽、小便不利者

食疗功效

清热解毒、止咳化痰

膳食建议

鱼腥草不可多食、久食，否则可能损阳气、伤脾胃。

原料

鱼腥草 15 克

莴笋 100 克

盐适量

做法

❶鱼腥草洗净，用沸水焯烫；莴笋去皮，洗净，切丝。❷将鱼腥草和莴笋丝一同放入砂锅中，加入适量水，大火煮沸后转小火煲 10 分钟，加盐调味即可。

鱼腥草性微寒，虚寒体质者应谨慎食用。

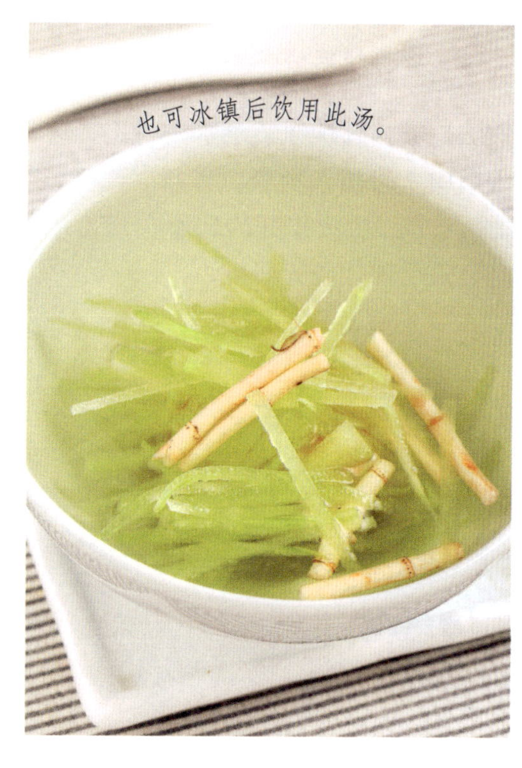

秋

秋季，秋风送爽，万物收敛，人体需注意养阴润燥，以防秋燥伤肺。

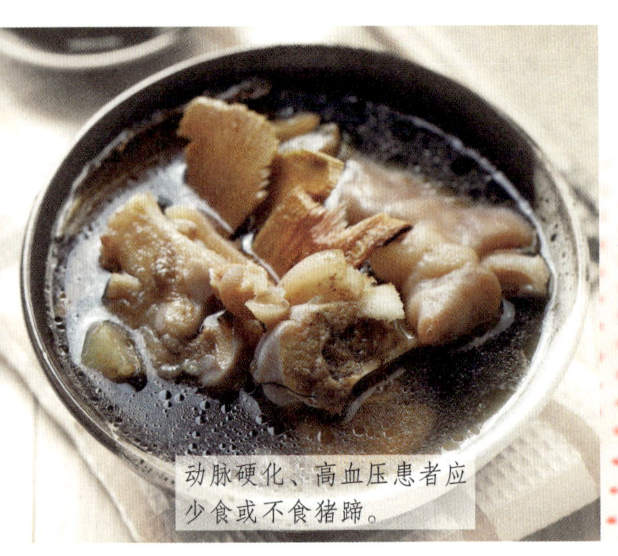

动脉硬化、高血压患者应少食或不食猪蹄。

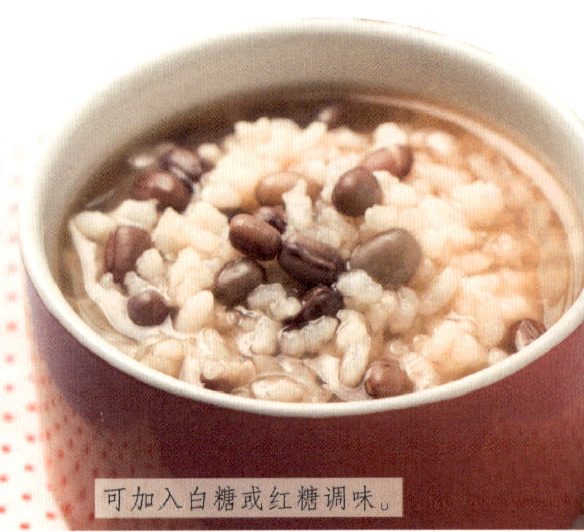

可加入白糖或红糖调味。

猪蹄归芪汤

原料：猪蹄 250 克，党参、当归、黄芪各 5 克，盐适量。

做法：①猪蹄洗净，汆水后捞出，放入锅中。②加入党参、当归、黄芪，加适量水，大火烧开后转小火煲 2 小时，最后加盐调味即可。

食疗功效

补养气血、滋补身体。

膳食建议

吃猪蹄贴秋膘要适量，不可过多。

桔梗赤小豆粥

原料：桔梗 10 克，赤小豆 80 克，粳米 100 克。

做法：①将桔梗洗净，放入锅内加水浸透，煎 10 分钟，去渣取汁。②赤小豆、粳米洗净，提前用清水泡发。③粳米和赤小豆放入锅内，加桔梗汁和适量清水，同煮至豆熟即可。

食疗功效

宣通肺气、利水消肿。

膳食建议

此粥适合脾虚湿盛人群短期调理。

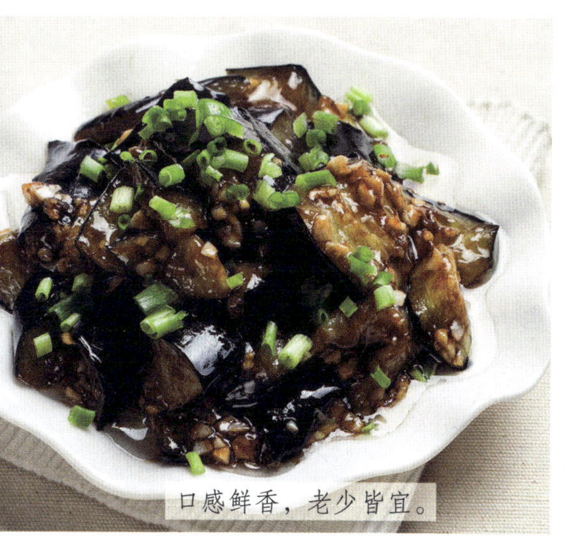

口感鲜香，老少皆宜。

蒜蓉烧茄子

原料： 茄子 2 根，蒜蓉、葱花、生姜末、盐、酱油、白糖、醋、油各适量。

做法： ❶茄子洗净，带皮切滚刀块；用适量白糖、酱油、醋调汁。❷起油锅，将茄子炸至金黄捞出。❸锅中留底油，放入生姜末爆香，倒入调好的料汁，放入茄子、蒜蓉、盐翻炒。最后撒上葱花即可。

食疗功效

清热活血、开胃消食。

膳食建议

此菜还可用蒸法，茄子蒸食，营养保留完整，更健康。

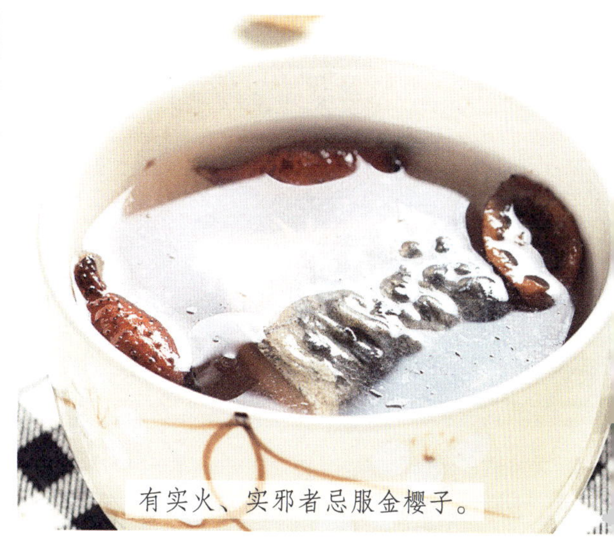

有实火、实邪者忌服金樱子。

金樱子鲫鱼汤

原料： 金樱子 10 克，鲫鱼 1 条，生姜、盐、料酒、油各适量。

做法： ❶金樱子洗净；生姜洗净，切片；鲫鱼洗净后，用厨房纸吸干水分，在鱼身两侧划几刀，用少量盐和料酒腌制 10 分钟去腥。❷热锅冷油，放入生姜片爆香，放入鲫鱼，将其炸至两面微黄。❸将鲫鱼和金樱子放入砂锅中，加适量清水，大火煮沸，撇去浮沫，改小火慢炖 30 分钟，加盐调味即可。

食疗功效

固精止泻、健脾补虚。

膳食建议

秋季慢性咳嗽及便溏者宜饮此汤，以固护脾肺之气。

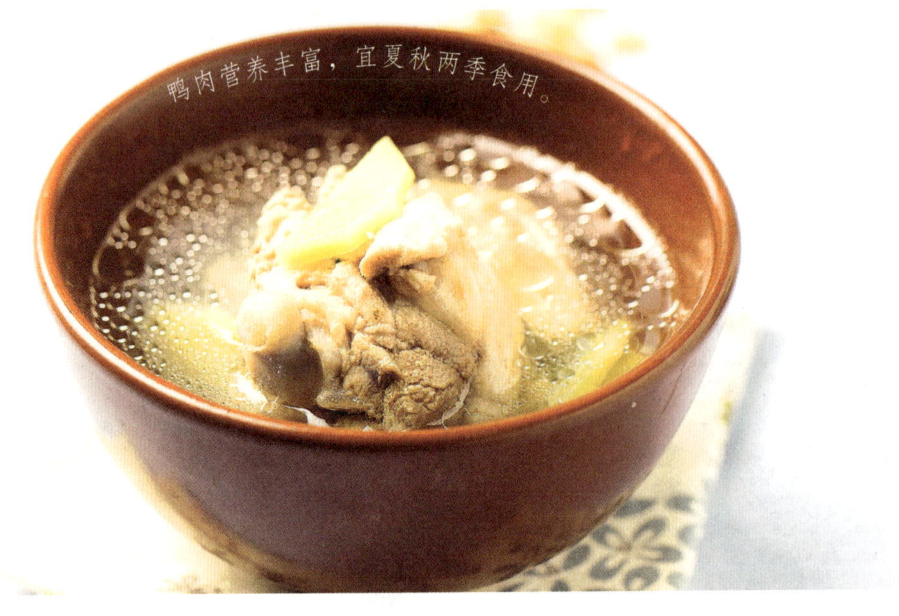

玉竹老鸭汤

玉竹老鸭汤能够滋养肺肾之阴，达到润燥的目的，对于肺虚引起的干咳少痰、咽干口渴等症状有一定的缓解作用。

原料

玉竹 12 克
生姜 8 克
老鸭 1 只
料酒适量
盐适量

做法

❶玉竹洗净，清水浸泡 15~20 分钟，沥干；老鸭处理干净，斩件；生姜洗净，切片。❷炒锅放入水、鸭肉、料酒，大火煮约 5 分钟后捞出。❸高压锅内放适量水，放入鸭肉、玉竹、生姜片、盐，按下煲汤键，煲 40 分钟即可。

新鲜的鸭肉色泽自然，无异味；若表面渗有油脂或气味不正，则可能不新鲜，不宜购买。

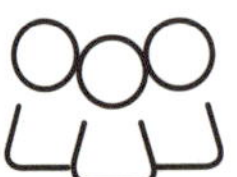

适用人群

脾胃虚弱者

食疗功效

补气养阴、润肺止咳

膳食建议

处暑时节，特别适合吃鸭肉，有助于补虚劳、祛暑热。

黑芝麻花生仁粥

此道粥膳可滋养肝肾、润燥滑肠，老少皆宜，尤其适合身体虚弱、肠燥便秘者食用。

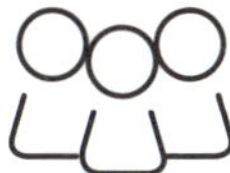

适用人群

肠燥便秘者

食疗功效

滋养肝肾、润燥滑肠

膳食建议

花生仁的外层有一层红色的皮，中医称之为花生红衣，能补脾胃之气，食用时不宜丢掉。

原料

熟黑芝麻 15 克

花生仁 20 克

粳米 100 克

做法

❶花生仁洗净；粳米洗净，清水浸泡 30 分钟。❷将花生仁、粳米，连同适量水，放入锅中煮，煮熟后撒上熟黑芝麻即可。

慢性肠炎、便溏腹泻者及花生过敏者不宜食用此粥。

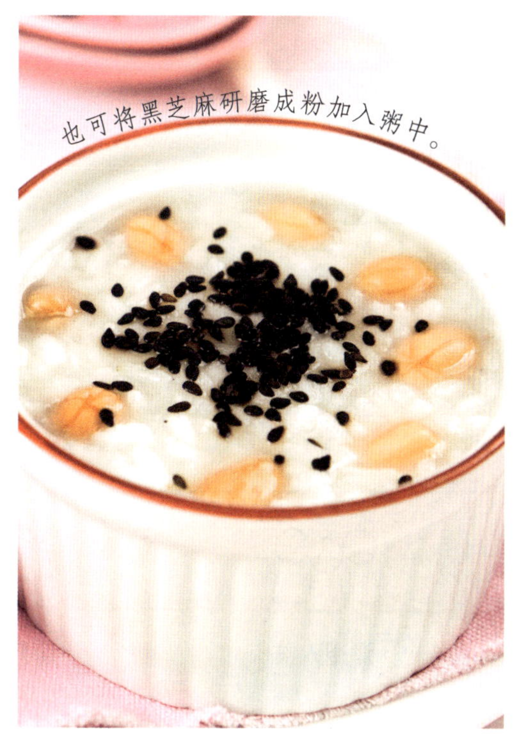

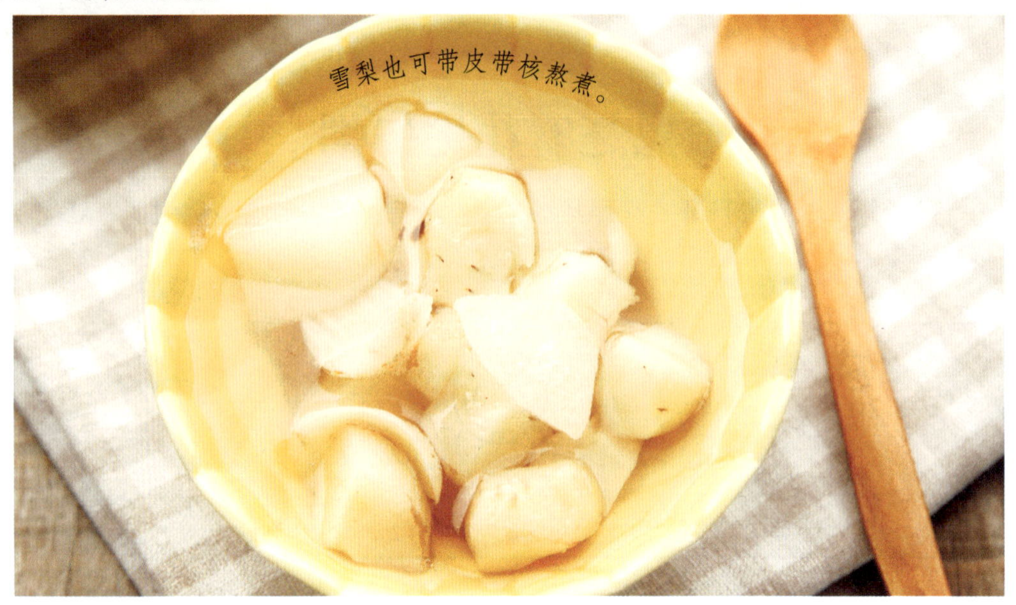

百合荸荠雪梨羹

雪梨有润肺清燥、止咳化痰的功效；百合有养心安神、润肺止咳的功效；荸荠可开胃解毒、消宿食、健肠胃。三者同煮，可润肺清火、化痰止咳。

原料

荸荠 20 克

雪梨 50 克

鲜百合 20 克

冰糖适量

做法

❶将鲜百合洗净，掰成小瓣；荸荠、雪梨分别去皮，切块。❷在锅里加入适量水，放入冰糖，把荸荠、雪梨、鲜百合一起放入锅里，大火烧开后改用小火，煮 20 分钟即可。

百合和雪梨都有助于美容养颜。

适用人群

肺燥咳嗽者

食疗功效

润肺清火、化痰止咳

膳食建议

秋季宜滋阴养肺，可经常食用百合、雪梨、银耳等滋阴润肺之品。

麦冬雪梨炖瘦肉

此道药膳中的麦冬和雪梨都具有滋阴润肺的功效，适合秋季食用。

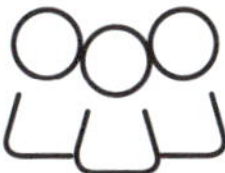

适用人群

秋燥咳嗽者

食疗功效

生津解渴、润肺止咳

膳食建议

麦冬和雪梨搭配食用可缓解秋燥引起的口渴、咽干等症状。

原料

雪梨 1 个

猪瘦肉 200 克

麦冬 10 克

北杏仁 10 克

盐适量

做法

❶麦冬浸软，洗净；猪瘦肉剁碎，团成肉丸；雪梨去皮，洗净，切小块；北杏仁洗净。❷将上述食材放入炖盅中，加入适量水，炖 2.5 小时，最后加盐调味即可。

脾胃虚寒者应控制食用量，避免频繁食用。

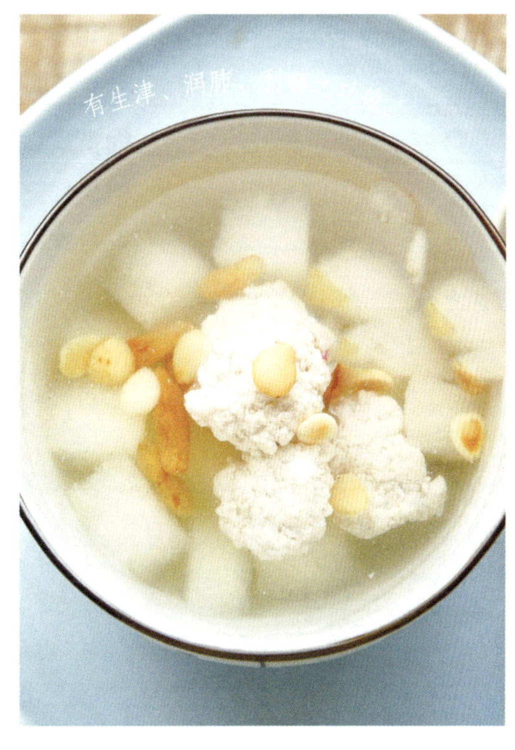

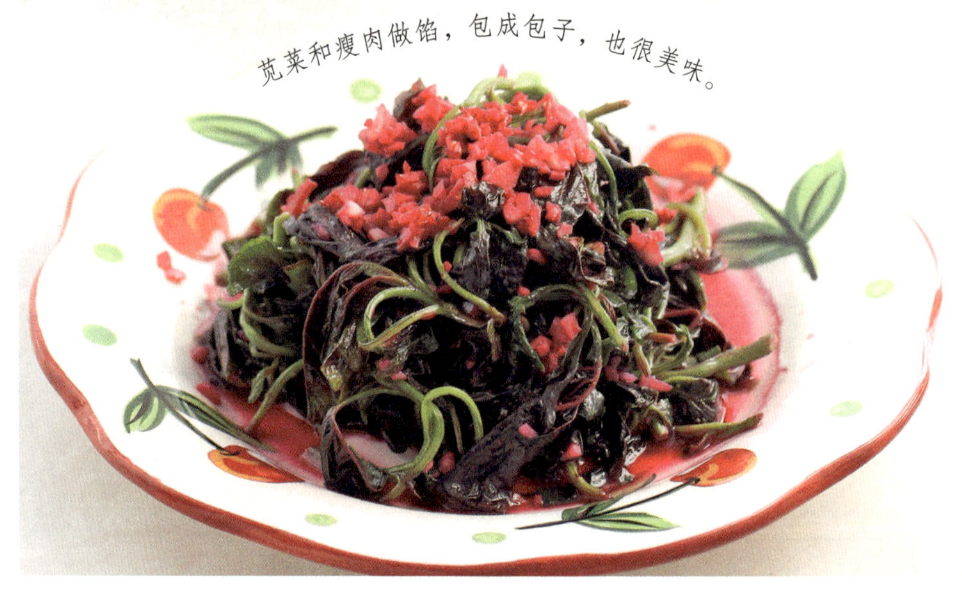

蒜蓉苋菜

民间有“秋分吃秋菜”的习俗。在某些地区，人们将苋菜视作秋菜，苋菜也被称为“秋碧蒿”。苋菜依据叶片颜色的差异，可分为绿苋、红苋和彩苋这几个品种，其中红苋菜是人们餐桌上常见的食用品种。

原料

苋菜 200 克

大蒜 10 克

盐适量

油适量

做法

❶苋菜去掉老根，洗净，沥干，掐成段；大蒜拍碎。

❷锅烧热，倒油，先下几粒蒜爆香，再放入苋菜大火翻炒，炒至八分熟，待苋菜变软，倒入余蒜翻炒几下，炒出蒜香，马上关火，加盐调味即可。

炒苋菜时可能会出较多水，所以在炒制过程中可以不用加水。

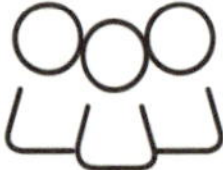

适用人群

肠燥便秘者

食疗功效

清热利湿、杀菌消炎

膳食建议

手感软的苋菜较嫩，口感更佳；手感硬的苋菜较老，口感较差。

鱼腥草炒鸡蛋

鱼腥草又名“折耳根”，味辛，性微寒，归肺经，入药有清热解毒、消痈排脓、利尿通淋的功效。

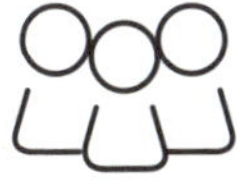

适用人群

热毒内盛、肺热咳嗽者

食疗功效

清热解毒、滋阴润肺

膳食建议

鱼腥草焯水10秒可减少腥味，但会损失部分营养，可根据需要选择是否焯水。

原料

鱼腥草 20 克

鸡蛋 2 个

盐适量

料酒适量

油适量

做法

❶鱼腥草洗净，切段；鸡蛋在碗中打散，加少许水搅匀。❷炒锅倒油烧热，放入鱼腥草，加适量料酒翻炒，倒入打散的鸡蛋液，待凝固后翻炒均匀，加盐调味即可。

鱼腥草放入淡盐水中浸泡约 15 分钟，有助于去除表面的细菌和农药残留。

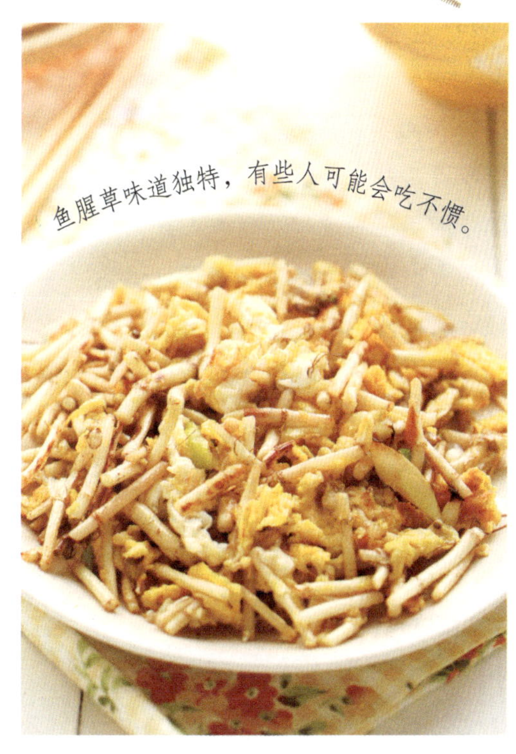

冬 冬季，天寒地冻，人体阳气内敛，需温补以御寒。

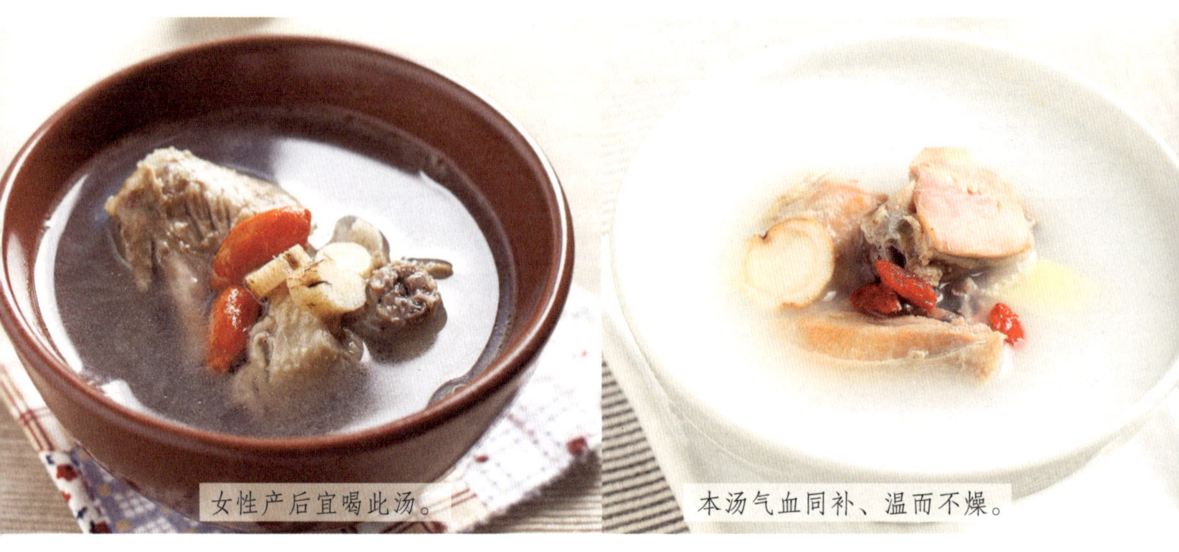
女性产后宜喝此汤。
本汤气血同补、温而不燥。

黄芪枸杞子煲乳鸽

原料： 黄芪30克，乳鸽1只，枸杞子6克，盐适量。

做法： ❶乳鸽去毛，去内脏，洗净，切块；黄芪、枸杞子分别洗净。❷将乳鸽、枸杞子与黄芪一同放入砂锅中，加水，大火煮沸后转小火煲至乳鸽熟烂，最后加盐调味即可。

食疗功效

滋补肝肾、益气养血。

膳食建议

此汤偏滋补，体内有实热、湿热及外感初起者不宜食用。

人参枸杞子煲土鸡汤

原料： 人参10克，枸杞子15克，生姜8克，土鸡1只，料酒、盐各适量。

做法： ❶土鸡剁块，洗净，氽水；生姜洗净，切片；人参洗净，切片。❷砂锅中放入鸡肉块、生姜片、人参片，加水盖过鸡肉块，再加料酒。❸大火煮开后，转小火炖煮1小时，加入枸杞子略煮几分钟，最后加盐调味即可。

食疗功效

补脾益肺、生津止渴。

膳食建议

烹饪土鸡时，应尽量避免使用过多的调料，以保持其原有的鲜美口感和营养价值。

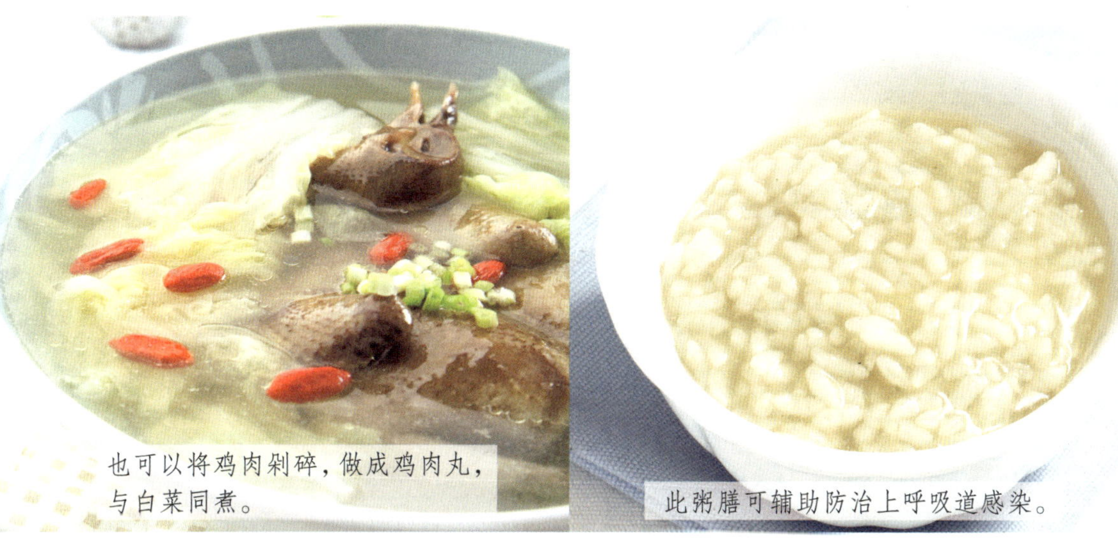

也可以将鸡肉剁碎，做成鸡肉丸，与白菜同煮。

此粥膳可辅助防治上呼吸道感染。

老母鸡白菜汤

原料： 白菜 100 克，枸杞子 5 克，生姜 9 克，葱 10 克，老母鸡 1 只，盐、料酒各适量。

做法： ❶白菜洗净，切片；老母鸡处理干净后汆水，洗净；生姜洗净，切片；葱洗净，切碎。❷将老母鸡、生姜片放入锅中，加水炖煮。❸鸡肉炖烂时放入白菜、枸杞子、盐、料酒，炖煮片刻后，撒上葱花即可。

食疗功效

养胃生津、滋补肝肾。

膳食建议

体质偏寒者可减少白菜用量，增加姜片用量。

橄榄蒲公英粥

原料： 蒲公英 15 克，橄榄 4 颗，白萝卜 100 克，粳米 100 克。

做法： ❶粳米洗净，清水浸泡 30 分钟。❷将蒲公英、橄榄、白萝卜捣碎，放入锅内，加适量水，水煎 20 分钟，去渣取汁。❸将粳米、药汁和适量清水放入锅中，煮至粥稠即可。

食疗功效

清热解毒、消肿止痛。

膳食建议

“冬春橄榄赛人参”，冬春吃橄榄，有助于预防上呼吸道感染。

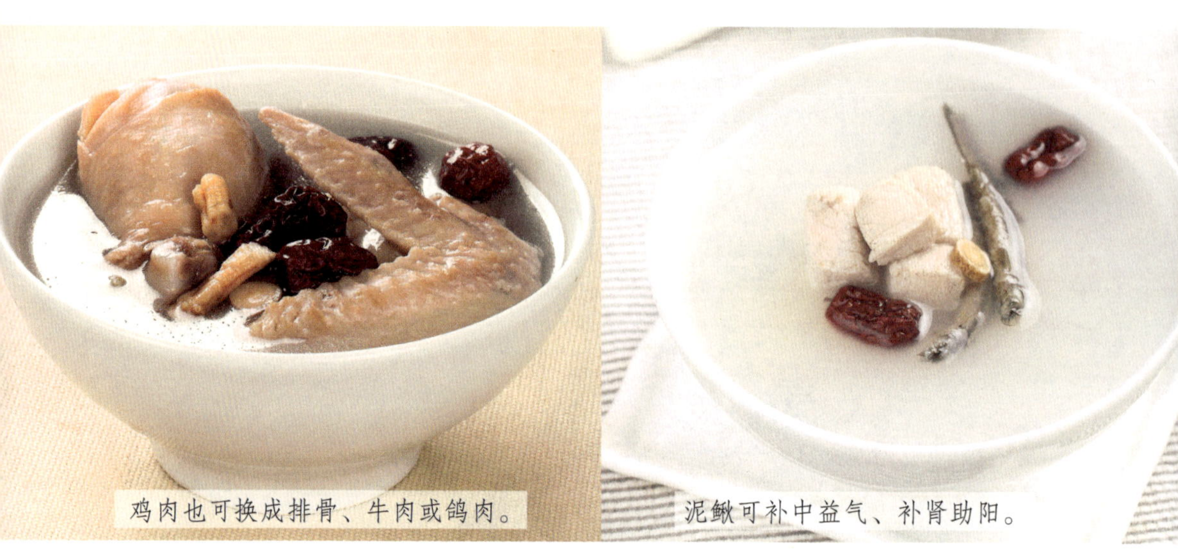

鸡肉也可换成排骨、牛肉或鸽肉。

泥鳅可补中益气、补肾助阳。

党参大枣炖鸡

原料： 党参10克，大枣5颗，土鸡半只，生姜、盐各适量。

做法： ❶土鸡洗净，剁块，沸水下锅汆去血沫，洗净；生姜洗净，切片；大枣洗净。❷锅中依次放入鸡块、党参、大枣和生姜片，冷水烧开，撇去浮沫，改小火炖2小时左右，加盐调味即可。

食疗功效

补中益气、养血安神。

膳食建议

冬季人体能量损耗增加，容易气虚，党参可补脾肺之气。

黄芪泥鳅汤

原料： 泥鳅200克，猪瘦肉100克，大枣5颗，黄芪15克，生姜、油、盐各适量。

做法： ❶泥鳅去内脏，用盐洗去黏液，汆水洗净，沥干水分，用油煎至两面微黄。❷猪瘦肉切块，汆水洗净；大枣洗净，去核；黄芪洗净；生姜洗净，切片。❸将上述食材放入锅中，加水，大火煮沸后转小火煲1小时，加盐调味即可。

食疗功效

益肺健脾、暖腰补肾。

膳食建议

痛风患者要控制食用量。

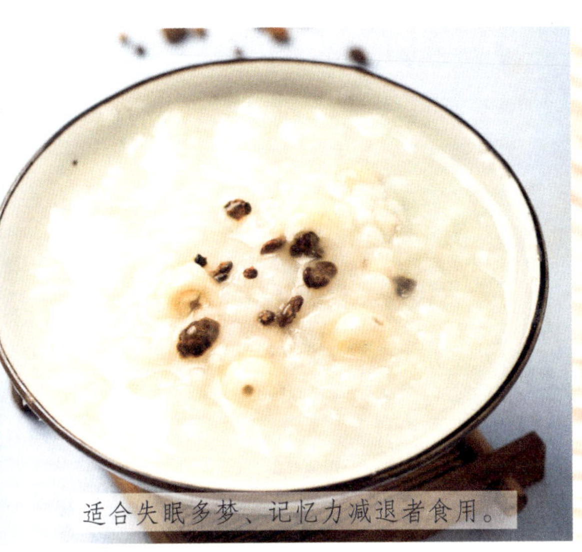

适合失眠多梦、记忆力减退者食用。

莲子益智仁粳米粥

原料：莲子 30 克，益智仁 20 克，粳米 100 克，白糖适量。

做法：①莲子洗净，去心，清水浸泡 2~4 小时；益智仁洗净；粳米洗净，浸泡 30 分钟。②将莲子、益智仁和粳米放入锅中，加适量水，大火煮沸后转小火再煮 30 分钟，最后加白糖调味即可。

食疗功效

温补脾肾、养心安神。

膳食建议

此粥应趁温热服用，不宜冷食，以免影响其温补脾肾的效果。

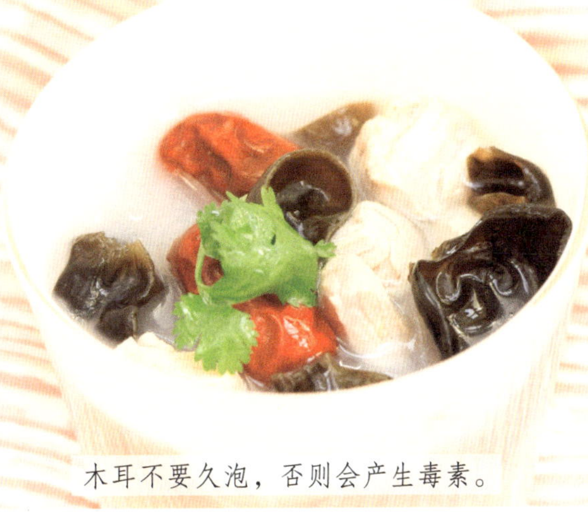

木耳不要久泡，否则会产生毒素。

大枣木耳瘦肉汤

原料：猪瘦肉 200 克，木耳 10 克，香菜叶 10 克，大枣 3 颗，盐适量。

做法：①木耳泡发，洗净；大枣洗净，去核；猪瘦肉洗净，切块，用盐腌 10 分钟。②把木耳、大枣放入锅内，加适量水，小火煲 20 分钟后，放入猪瘦肉煲熟，加盐调味，撒上香菜叶即可。

食疗功效

补血养颜、益气养血。

膳食建议

此汤温而不燥、润而不腻，可以满足冬季藏精御寒的需求。

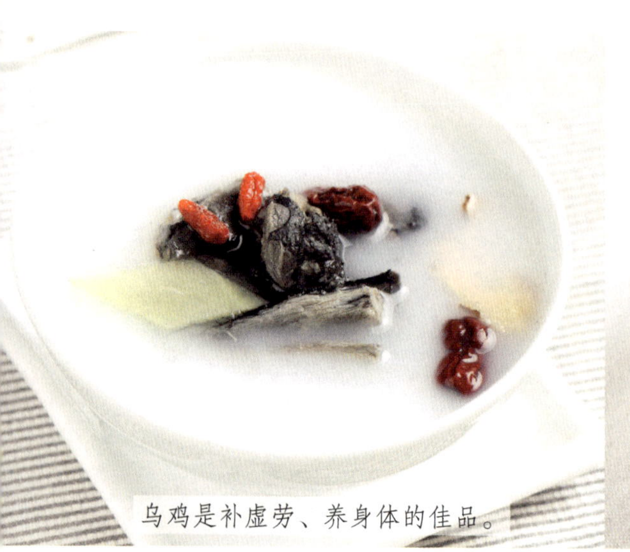
乌鸡是补虚劳、养身体的佳品。

大枣当归乌鸡汤

原料： 当归 10 克，生姜 4 克，枸杞子 3 克，乌鸡 1 只，大枣 2 颗，盐适量。

做法： ❶乌鸡去毛，去内脏，洗净，斩件，沸水氽烫 3~5 分钟，去血水，捞出后略作冲洗；当归洗净；大枣洗净，去核；生姜洗净，切片。❷把上述食材放入锅中，加入适量水，大火烧沸后转小火慢炖，炖至乌鸡熟烂，加枸杞子略煮，再加盐调味即可。

食疗功效

补气养血、补肝益肾。

膳食建议

对当归或大枣过敏者应禁用，以免引起皮疹、呼吸困难等不良反应。

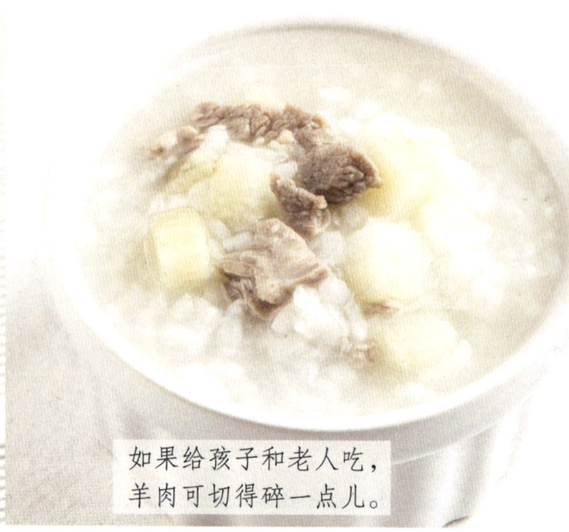
如果给孩子和老人吃，羊肉可切得碎一点儿。

山药羊肉粥

原料： 山药 80 克，羊肉 200 克，粳米 100 克，生姜、盐、油各适量。

做法： ❶羊肉洗净，切块，用开水氽 3 分钟，去血水后捞出，用温水冲干净；山药去皮，洗净，切小块；粳米洗净，浸泡 30 分钟；生姜洗净，切末。❷油锅烧热，放入羊肉片、生姜末煸炒至羊肉熟透。❸将炒好的羊肉放入炖锅中，加入适量水、粳米和山药块，大火煮沸后转小火熬煮成粥，最后加盐调味即可。

食疗功效

益气温阳、滋阴养血。

膳食建议

羊肉能御风寒，又可补身体；山药可护脾胃。两者可同煮成粥，也可共炖成汤。

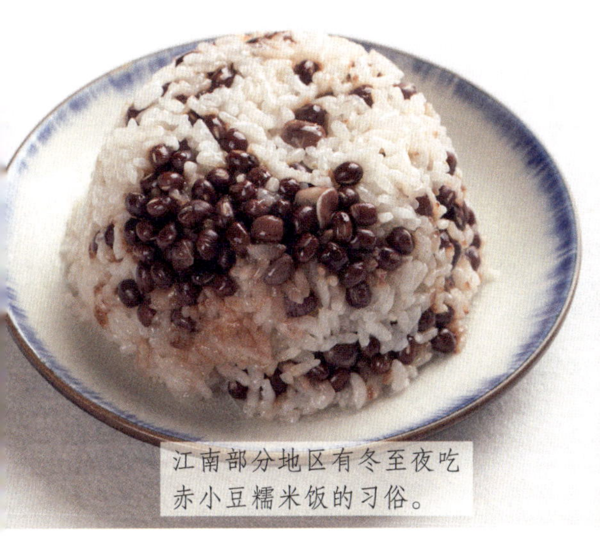
江南部分地区有冬至夜吃赤小豆糯米饭的习俗。

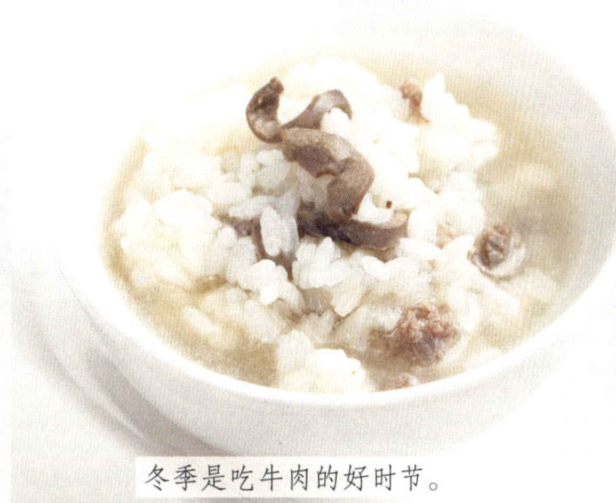
冬季是吃牛肉的好时节。

赤小豆糯米饭

原料：赤小豆 50 克，糯米 100 克。

做法：将赤小豆和糯米洗净，清水浸泡 4~6 小时，然后一起放入电饭煲中，加适量水，煮熟即可。

食疗功效

健脾养胃、利尿消肿。

膳食建议

赤小豆需充分浸泡，煮熟后才会软糯不生硬。

牛肉粥

原料：牛肉 100 克，粳米 150 克，盐适量。

做法：❶牛肉洗净，切碎；粳米洗净，浸泡 30 分钟。❷牛肉、粳米一同放入砂锅中，加适量水，大火煮沸后转小火煮成粥，最后加盐调味即可。

食疗功效

温补肾阳、益气养血。

膳食建议

内热盛者应谨慎食用牛肉。

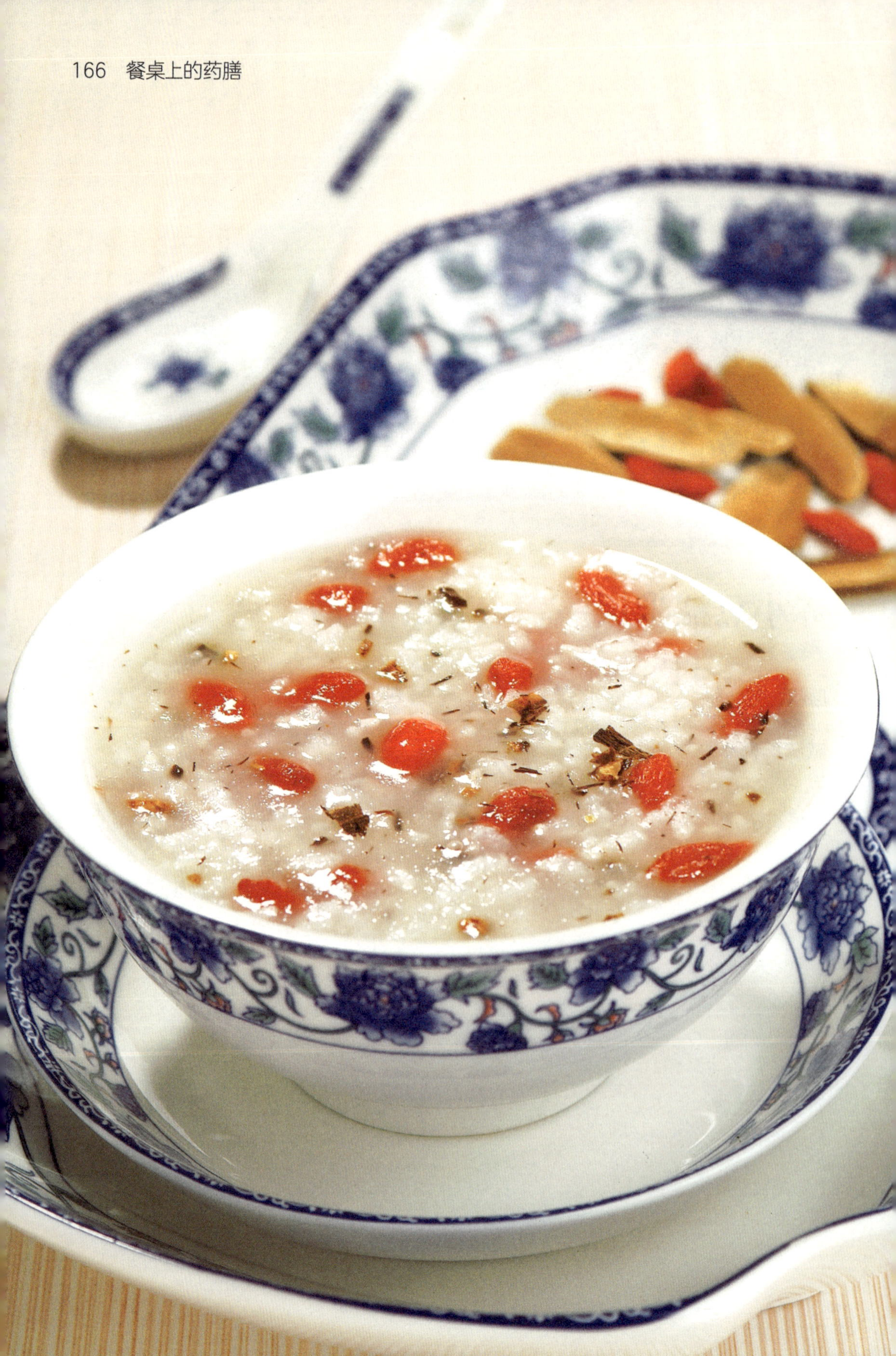